JINGMAI YONGYAO TIAOPEI ZHONGXIN
GUANLI YU SHIJIAN

静脉用药调配中心管理与实践

主　审	邢翔飞
主　编	刘　晶　金桂兰　奚　炜　钟　秀
副主编	郑铁骑　张西南　赵　恒　宋学懂　李盛飞
	徐凤琴　郑　素　周　丽　郑建灵　徐　莲
	彭官良　贾亮亮
编　者	（按姓氏拼音顺序）
	陈联利　董彦希　何　璐　计　爽　江　虹
	林　莉　刘　明　吕良昭　彭彩云　覃艳丽
	沈　雁　苏艳芳　孙志滢　王　剑　王晶金
	向春艳　向　燕　肖　琴　许倩倩　杨婷婷
	殷雪梅　岳雨雯　张未然　张晓敏　张月火
	赵　鹏　郑　丹　郑　静　郑　颖
图片拍摄	董彦希

华中科技大学出版社
http://www.hustp.com
中国·武汉

内 容 简 介

本书共分为四篇,分别针对 PIVAS 建设、管理及团队组建,PIVAS 基础工作实践,PIVAS 工作质量提升和 PIVAS 其他相关内容对 PIVAS 的管理与实践进行了阐述,旨在为相关专业人士在 PIVAS 的建立、运营、管理等各个方面提供符合法规的理论规范参考及行之有效的实践经验。

本书可供临床药学、护理专业、医院管理等相关医务工作者使用。

图书在版编目(CIP)数据

静脉用药调配中心管理与实践/刘晶等主编. —武汉:华中科技大学出版社,2022.10
ISBN 978-7-5680-8383-6

Ⅰ.①静… Ⅱ.①刘… Ⅲ.①静脉注射-注射剂-卫生管理 Ⅳ.①R944.1

中国版本图书馆 CIP 数据核字(2022)第 190108 号

静脉用药调配中心管理与实践   刘　晶　金桂兰　奚　炜　钟　秀　主编
Jingmai Yongyao Tiaopei Zhongxin Guanli yu Shijian

策划编辑:汪飒婷
责任编辑:郭逸贤　方寒玉
封面设计:原色设计
责任校对:谢　源
责任监印:周治超
出版发行:华中科技大学出版社(中国·武汉)　　电话:(027)81321913
　　　　　武汉市东湖新技术开发区华工科技园　　邮编:430223
录　　排:华中科技大学惠友文印中心
印　　刷:武汉开心印印刷有限公司
开　　本:787mm×1092mm　1/16
印　　张:14
字　　数:344 千字
版　　次:2022 年 10 月第 1 版第 1 次印刷
定　　价:58.00 元

前言

    静脉用药以其起效快、利用度高、血药浓度易控制的优点在临床治疗工作中发挥着重要的作用,我国住院患者静脉用药物使用率曾高达 70％。为了加强对静脉用药使用环节的质量控制,保证药品质量体系的连续性,提高患者用药的安全性、有效性、经济性,静脉用药调配中心(pharmacy intravenous admixture services,PIVAS)应运而生。

    PIVAS 是医疗机构为患者提供静脉用药集中调配专业技术服务的部门。PIVAS 通过静脉用药医嘱审核干预、调配、参与静脉输液使用评估等药学服务,为临床提供优质、可直接静脉输注的成品输液。静脉用药集中调配的理念是由美国俄亥俄州立大学附属医院于 1969 年首次提出的,我国于 1998 年引入了这种理念,并于 1999 年在上海市静安区中心医院建立第一家 PIVAS,之后其他省市的医院也相继建立了各自的 PIVAS。PIVAS 的出现实现了医院药学由单纯供应保障型向技术服务型的转变,体现了“以患者为中心”的药学服务模式,提升了静脉药物临床治疗水平,为提高医院的现代医疗质量和管理水平提供了有力的保障。

    PIVAS 作为新兴的药学服务部门,因其初期建设投入相对较高,相关管理和收费制度并不完善,导致其在国内建成率并不高。因此经过 20 多年的发展与建设,我国的 PIVAS 仍处在摸索与发展的阶段。如今随着医院药学职能的转变,国家卫生健康委员会颁布了《静脉用药调配中心建设与管理指南(试行)》,随后部分省市颁布了静脉用药收费标准,PIVAS 的建设也开始如火如荼地发展起来。

    作为医院药学部重要内容之一的 PIVAS,中心的选址、设计布局、团队建设、如何提高工作效率、减少差错的发生、如何更加有效地保障临床用药的安全,就成了 PIVAS 亟需解决的问题。同时在开展静脉用药调配工作实践中,广大从事本专业工作的医院药学人员,也期盼能有一本将规范指南与具体实践相结合、提供各种具体实践信息资料的参考书。我院 PIVAS 通过对《静脉用药调配中心建设与管理指南(试行)》的学习与实践,对 PIVAS 的建设、运行管理、持续质量改进等方面进行了总结,撰写了《静脉用药调配中心管理与实践》一书。

    宜昌市第一人民医院药学部 PIVAS 成立 13 年以来,前后经历了 2 次 PIVAS 的设计与建设。PIVAS 主任及员工多次前往全国各大 PIVAS 调研学习,取各家所长并结合本院的实际情况制订出一系列行之有效的改进措施及制度规范,涉及管理制度、人员岗位职责、标准操作规程及应急预案等 60 余项。摸索总结出丰富的管理与实践经验,如基于 HIMSS 6 级创建的 PIVAS 用药闭环管理系统,在极大地提升了 PIVAS 日常工作效率的同时也降低了差错的发生率;将 PDCA 循环管理法引入日常工作管理中,在降低差错、职业防护、绩效改革、提升新生儿肠外营养液质量等十几个方面取得了明显成效。我院 PIVAS 先后多次接受了各界同仁的参观学习,得到了较高的评价。

　　本书在编写过程中参考了大量国内外最新最优的 PIVAS 建设与管理方法,并围绕《静脉用药调配中心建设与管理指南(试行)》,以理论阐述与成功实践经验分享相结合的方式针对 PIVAS 建设、管理及团队组建,PIVAS 基础工作实践,PIVAS 工作质量提升,PIVAS 其他相关内容进行了系统的阐述,旨在为相关专业人士在 PIVAS 的建立、运营、管理等各个方面提供符合法规的理论规范参考及行之有效的实践经验。

　　本书编写人员的单位大多为湖北省宜昌市第一人民医院,其中主编钟秀的单位为四川科伦药业股份有限公司。

　　由于时间及能力所限,书中难免有不足之处,望各界同仁批评指正。

编者

目录

第三篇　PIVAS工作质量提升

第四篇　PIVAS 其他相关内容

附　　录

第一篇 PIVAS建设、管理及团队组建

第一章 PIVAS 的环境规划建设与区域管理

第一节 基础环境建设

一、PIVAS 建设的基本要求

PIVAS 的环境、基础建设是临床静脉用药集中调配工作能否合规、高效开展的根基所在。2021 年 12 月 10 日,为加强医疗机构 PIVAS 的建设与管理,规范临床静脉用药集中调配工作,保障用药安全,促进合理用药,防范职业暴露风险,根据《中华人民共和国药品管理法》《处方管理办法》《医疗机构药事管理规定》等有关规定,国家卫生健康委办公厅制定了《静脉用药调配中心建设与管理指南(试行)》。随后,部分省级卫生行政部门也出台了相关 PIVAS 验收标准,对 PIVAS 的规划布局提出了明确的要求。

(一)建设流程

建设方案→项目设计→技术咨询→建筑装修施工→设施与设备安装→工程验收与洁净环境监测。

(二)选址要求

(1)PIVAS 应当设置于人员流动少、位置相对独立的安静区域,并便于与医护人员沟通和成品输液的运送。

(2)设置地点应远离各种污染源,确保周围环境、路面、植被、空气等不会对 PIVAS 和静脉用药调配过程造成污染。

(3)不宜设置在地下室和半地下室。

(4)洁净区采风口应设置在周围 30 m 内环境清洁、无污染地区,离地面高度不低于 3 m 的地方。

(三)消防要求

(1)PIVAS 设计与装修施工应符合消防要求,设有安全通道,配备消防设施设备、应急灯等。

(2)洁净区内应设烟感探测器等消防设施设备,制订消防应急预案,确保洁净区消防安全。

(3)非洁净控制区和辅助工作区应设置喷淋系统、排烟系统和烟感探测器。

(四)面积要求

(1)PIVAS 使用面积应与日调配工作量相适应:

①日调配量1000袋以下：不少于300 m²。

②日调配量1000～2000袋：300～500 m²。

③日调配量2001～3000袋：500～650 m²。

④日调配量3000袋以上，每增加500袋面积应增加50 m²。

（2）洁净区面积应与设置的洁净台数量相匹配。

（3）应设有综合性会议示教休息室，为工作人员提供学习、会议与休息的场所。

（4）上述面积不包括配套的空调机房、淋浴室和卫生间面积。

（五）设计与装修施工企业资质

（1）设计与装修施工企业应有相关部门核发的经营许可证。装修施工企业应具有建筑装修装饰工程专业承包二级及以上资质、有机电安装工程专业承包三级及以上资质和安全生产许可证。

（2）设计与装修施工企业项目负责人及主要技术人员应经PIVAS建设规范培训，熟悉静脉用药集中调配工作流程与技术操作规范相关规定。

二、PIVAS基础建设实践

以湖北省宜昌市第一人民医院（三峡大学人民医院）为例，宜昌市第一人民医院始建于1879年，是一所集医疗、科研、教学、预防、康复为一体的国家三级甲等综合医院，占地53亩（1亩≈667 m²），建筑面积150000 m²，编制病床1800张。

宜昌市第一人民医院PIVAS位于住院部二号楼六楼（图1-1-1），有较少的人流量、安静整洁的环境、便捷快速的物流条件，能有效提高患者静脉用药的安全，确保成品输液能及时送至病区，保证药品的质量。

宜昌市第一人民医院PIVAS的发展概况见附录A。

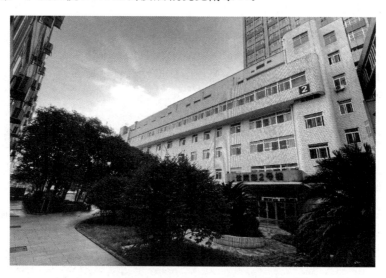

图1-1-1　住院部二号楼外景

（钟秀　赵恒）

第二节 功能区设置

一、功能区设置要求

(一)布局要求

(1)PIVAS 应设有洁净区、非洁净控制区、辅助工作区三个功能区。

①洁净区设有混合调配间、一次更衣室、二次更衣室以及洗衣洁具间。

②非洁净控制区设有用药医嘱审核,输液标签打印,贴签摆药核对,成品输液核查,包装配送,清洁间,普通更衣室及放置工作台、药架、推车、摆药筐等区域。

③辅助工作区设有药品库、物料储存区、药品脱外包区、转运箱和转运车存放区以及综合性会议示教休息室等。

④配套的空调机房、淋浴室和卫生间也属于 PIVAS 的辅助工作区,但属于污染区。

(2)三个功能区之间的缓冲衔接和人流与物流走向合理,不得交叉。

(3)不同洁净级别区域间应当有防止交叉污染的相应设施,严格控制流程布局上的交叉污染风险。

(4)PIVAS 内不设置地漏。淋浴室及卫生间应设置于 PIVAS 外的附近区域,并应严格管控。

(二)洁净区

1. 装修设计与施工要求

(1)装修材料应当严格按照国家相关规定,符合环保、净化、防火要求,使用易清洁消毒、不落屑、接缝处密封性好的材料。

(2)吊顶、墙面和地面应平整光滑,接口严密,无脱落物和裂缝,能耐受清洗和消毒,吊顶、墙面与地面交界处应用净化圆角连接。

(3)洁净区内窗户、技术夹层、进入室内管道、风口、灯具与墙壁或顶棚的连接部位均应密封,防止积尘和便于清洁。

(4)洁净区应装置可击碎式安全玻璃的安全门,并配备安全锤。

2. 设施与仪器设备

(1)调配间:

①水平层流洁净工作台,用于调配电解质类及其他普通输液和肠外营养液等成品输液,应当采用顶进风型,操作窗无前玻璃挡板、无水龙头。

②生物安全柜,用于调配抗生素和危害药品等成品输液,应当选用Ⅱ级 A2 生物安全柜。

③其他设备及材质要求:药架、推车、座椅等材质应选用光洁平整、不落屑、不产尘、接缝处密封性好、易清洁与消毒、耐腐蚀的不锈钢材质,如 SUS304。

(2)一次更衣室应配备鞋柜(架)、洗手池、洗手清洁剂、干手设备及洗手消毒液等。

(3)二次更衣室应配备更衣柜(挂衣钩)、一次性无菌物品等。

(4)洗衣洁具间应配备清洁消毒配套用品和设备。

3. 净化系统设计要求

(1)洁净级别要求。一次更衣室、洁净洗衣洁具间为 D(100000)级(十万级);二次更衣室、调配间为 C(10000)级(万级);生物安全柜、水平层流洁净工作台为 A(100)级(百级)。洁净区洁净标准应符合国家相关规定,经检测合格后方可投入使用。

(2)换气次数要求。十万级≥15 次/时,万级≥25 次/时。

(3)静压差要求。

①电解质类等普通输液与肠外营养液洁净区各房间静压梯度:非洁净控制区<一次更衣室<二次更衣室<电解质类等普通输液及肠外营养液调配间;相邻洁净区静压差为 5~10 Pa;一次更衣室与非洁净控制区之间静压差≥10 Pa。

②抗生素与危害药品洁净区各房间静压梯度:非洁净控制区<一次更衣室<二次更衣室>抗生素与危害药品调配间;相邻洁净区静压差为 5~10 Pa;一次更衣室与非洁净控制区之间静压差≥10 Pa。

③调配间与非洁净控制区之间静压差≥10 Pa。

4. 其他设计要求

(1)一次更衣室、二次更衣室、调配间应当分别安装静压差表,并选择同一非洁净控制区域作为静压差测量基点。

(2)用于同一洁净区的空气净化机组及空调系统开关、温湿度表、静压差表宜设置于同一块控制面板上,安装在方便操作和观察记录的位置,并应当易于擦拭清洁。

(3)房屋吊顶高度设计要求。PIVAS 整体净层高宜达 2.5 m 以上。

(4)调配间应分别设置进物、出物传递窗(门),危害药品进物、出物传递窗(门)。

(5)调配间的设计应当能够使管理或监控人员从外部观察到内部的操作。

(三)非洁净控制区

1. 装修设计与施工要求

(1)装修材料应当按照国家相关规定,符合环保、净化、防火要求,使用易清洁和消毒、不落屑、接缝处密封性好的材料。

(2)地面应平整光滑,接口严密,无脱落物和裂缝,能耐受清洗和消毒。

2. 设施与仪器设备

(1)用药医嘱审核与输液标签打印区应配备计算机、打印机、电话机、条形码扫描设备以及安装与医疗机构 HIS 系统互联、具有用药医嘱审核系统软件等的设备。

(2)摆药贴签核对区应配备相应药架、工作台、医用冷藏柜、摆药筐、摆药车、温湿度计等。

(3)成品输液核查包装区应配备成品输液核对检查设备与包装工作台等。

(4)药架、药车、工作台应当选用光洁平整、不落屑、不产尘、接缝处密封好、易清洁与消毒、不易腐蚀的不锈钢材质,如 SUS304。

(四)辅助工作区设备

(1)药品库应配备药架、医用冷藏柜及收发药品专用车等。

(2)综合性会议示教休息室应配备有计算机、投影设备、桌椅等。

(3)室内应设置防鼠、防虫的设施。

（五）建筑装修设计与施工

应根据规模、任务、工作量以及当地空气质量和环境状况，建立具备通风、防潮、调温、洁净等功能的空调系统，并应当符合国家或者行业标准。

1. 暖通系统设计与施工要求

（1）根据药品性质分别设置不同的全空气定风量空调系统（即送回风系统与送排风系统）。

①全空气定风量空调系统-混合式空调系统（即送回风系统）：空调系统的空气循环方式，即空调处理器的空气由回风和不少于30％新风混合而成，混合空气送入洁净间后，等量空气排至室外，一部分空气循环使用。

②全空气定风量空调系统-全新风（直流式）空调系统（即送排风系统）：空调系统的空气循环方式，即空调处理器的空气为全新风，送入洁净间后全部排放到室外，没有回风管。

③电解质类等普通输液及肠外营养液调配间，与其相对应的一次更衣室、二次更衣室、洗衣洁具间为一套独立的混合式空调系统。

④抗生素与危害药品调配间，与其相对应的一次更衣室、二次更衣室、洗衣洁具间为一套独立的全新风（直流式）空调系统，但危害药品调配间应隔离成单独调配间。

（2）每个独立的洁净间都应有独立的排/回风口和排/回风管道，采用与送风管相同的材料制作，不得使用裸露的墙体夹层进行排/回风；不得将排/回风直接排入贴签摆药核对、成品输液核查等非洁净控制区内或墙体夹层内；洁净区送风与排/回风应采用顶层送风，下侧排/回风模式。

（3）室外排风口应置于采风口下方，其距离不得小于3 m，或者将排风口与采风口设置于建筑物的不同侧面。

（4）净化系统风管应采用镀锌钢板，厚度根据相应标准要求执行，风管保温材料应符合消防要求。

（5）排风管道设备应安装防倒灌装置。

（6）洁净间内高效送风口应符合洁净设计要求，保证合理的送风量与新风量，且每个送风口均应设置碟阀；电解质类等普通输液及肠外营养液调配间气流模式应科学合理、符合规定。

2. 给排水系统设计与施工要求

（1）按要求设置洗手池、清洗池等清洁设施和上下水管道，各种水池设置位置应适宜，尺寸大小应确保洗手或清洗物品时水不会溅到池外。

（2）下水管应设置U形存水弯。

（3）洁净区内洗手池、清洗池等清洁设施应选用陶瓷、不锈钢等材质。

3. 电气系统设计与施工要求

（1）弱电系统。按照实际需要并考虑未来信息化、自动化发展需求布置相应的弱电系统。

（2）强电系统。动力配电柜、插座配电箱、照明配电箱应当独立设置，以减少大型用电设备运行时受到电流冲击的干扰和便于检修。

（3）照明系统。洁净区灯具应采用洁净灯具，按标准设计照度应不低于300 lx。

（六）工程验收与洁净环境监测

（1）PIVAS建筑装修和仪器设备安装竣工后，按照《静脉用药调配中心建设与管理指南（试行）》进行工程验收，并经法定单位检测环境合格。

（2）运行使用后，日常监测可以由省级静脉用药集中调配管理专业组推荐具备检测条件的检测单位或有检测能力且管理规范的PIVAS承担。

（3）洁净区环境监测项目以及参数标准见表1-1-1。

（4）质量监测技术规范相关内容详见附录B。

表1-1-1 PIVAS洁净区环境监测指标及标准（静态）

洁净级别	一次更衣室	洗衣洁具间	二次更衣室	调配间
	D（100000）级		C（10000）级	
尘埃粒子	≥0.5 μm/m^3	≥5 μm/m^3	≥0.5 μm/m^3	≥5 μm/m^3
	≤3500000个	≤20000个	≤350000个	≤2000个
细菌测试	沉降菌		沉降菌	
	≤10菌落数/皿，放置0.5 h		≤3菌落数/皿，放置0.5 h	
换气次数	≥15次/时		≥25次/时	
静压差	非洁净控制区＜一次更衣室＜二次更衣室＜电解质类等普通输液及肠外营养液调配间 非洁净控制区＜一次更衣室＜二次更衣室＞抗生素与危害药品调配间 （洁净区相邻区域静压差5～10 Pa，一次更衣室与非洁净控制区之间静压差≥10 Pa）			
温度	18～26 ℃			
相对湿度	35%～75%			
环境噪声	≤60 dB			
设备噪声	生物安全柜≤67 dB		水平层流洁净工作台≤65 dB	
工作区域照度	≥300 lx			
抗生素调配间排风量	根据抗生素调配间的设计规模确定			

二、功能区规划建设实践

宜昌市第一人民医院PIVAS扩建完工于2018年12月，建筑面积约1500 m^2，于2019年6月通过湖北省卫生健康委员会组织的现场评估并投入使用。新的PIVAS拥有抗生素调配间、危害药品调配间、普通药物及肠外营养液调配间、摆药准备区、成品核对区、阴凉库房、脱包间等设置完善、布局合理的功能区（图1-1-2）。

（一）洁净区

抗生素及危害药品调配间占地面积约84 m^2，单独设立了可满足大批量危害药品混合调配的危害药品调配间。共配备10台BSC-Ⅱ-A2生物安全柜，其中危害药品调配间2台。在能切实满足医院对抗生素药品调配需求的前提下，将危害药品调配间单独隔离开，既保

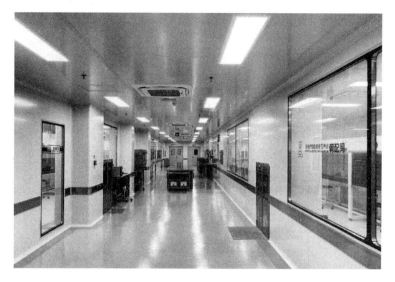

图 1-1-2　PIVAS 功能区

证了药物调配的洁净度要求,又提高了操作人员职业防护等级(图 1-1-3)。

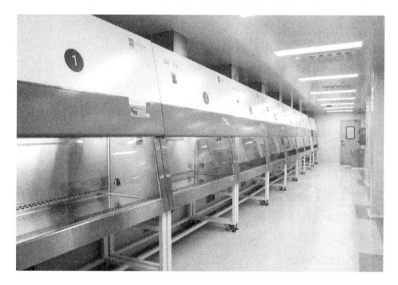

图 1-1-3　抗生素药物调配间

普通药物及肠外营养液调配间占地面积为 97.23 m²,配备 17 台 SA-1800-1 水平层流洁净工作台,可容纳 34 名工作人员同时参与药品的混合调配工作,为医院的静脉用药提供了有力的后勤保障。

两处调配间都配备独立的一次更衣室、二次更衣室及洁衣洗具间,卫生整洁设计合理,抗生素及危害药品调配间的洁衣洗具间还单独为危害药品调配准备了专用消毒设备,避免危害药品污染,提高职业防护。两处调配间都采用大型观察窗,保证了调配间的通透性,既方便成品核对人员观察调配间内的工作状况,又有利于降低能耗,使空间开阔、整洁,减少压抑感,放松心情(图 1-1-4)。

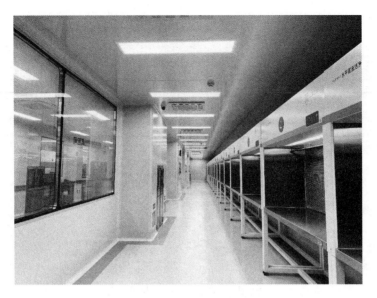

图 1-1-4　普通药物及肠外营养液调配间

（二）非洁净控制区

人员通道：明亮、畅通。通道内设置有文化宣传墙、隔离墩、外出鞋柜及普通区工作鞋柜。文化宣传墙使员工及来访者能够第一时间直观感受到科室的工作氛围及工作内容。隔离墩及外出鞋柜便于人员进出时更换鞋子、管理个人物品，避免因人员进出带来的环境污染，保障了非洁净控制区的洁净等级，并使整个人员通道干净整齐、易于管理。

普通更衣区：整洁、有序。设置有个人衣柜、仪容镜，方便员工保管、整理个人的工作服及私人物品。

审方打印区（图 1-1-5）：合理、紧凑。设置有工作电脑、录音电话、打印机、物流传输系统及文件柜。能及时、有效地与临床科室进行沟通，接收临床科室传来的退药，解决工作中遇到的各种问题，并留有电话录音备查。能迅速、流畅地完成医嘱的审核、打印工作。

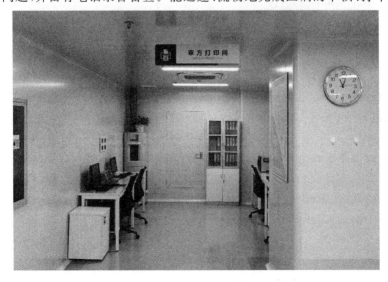

图 1-1-5　审方打印区

摆药准备区(图 1-1-6):规整、安全。设置有不锈钢药架及带有磁吸标签的铁质带盖避光盒。合理摆放药品便于迅速找到相应药品,磁吸标签及各种标识的使用可使近效期、一品多规、高警示药品等信息一目了然,避光盒的使用则满足了药品存储的环境要求,切实保障了患者用药的安全。

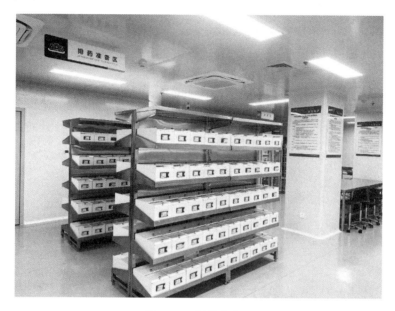

图 1-1-6 摆药准备区

核对及冷藏区(图 1-1-7):简洁、便捷。设置有不锈钢核对台、升降椅及贴有区域划分标识的药用冷藏冰箱。方便药师核对药品,划分好摆药区域并一一对应摆药的药用冷藏冰箱,能有效减少冰箱开关门次数及打开时间,既保障了冷链药品的质量,又方便药品的拿取。

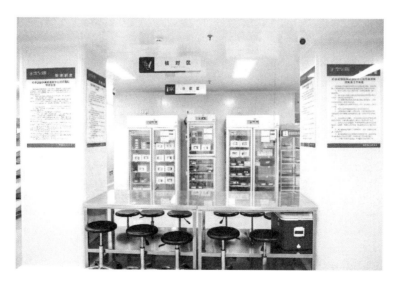

图 1-1-7 核对及冷藏区

成品核对区(图 1-1-8):明亮、畅通。设置有带扫码仪的全触屏电脑、不锈钢核对台、带有标识及二维码的药品空包转运箱。带扫码仪的全触屏电脑方便药品的扫码核对,无键盘鼠标的设计能有效减少污渍藏匿,方便清洁保障区域内洁净等级。带有标识及二维码的药品空包转运箱能一目了然地识别药品将要送往的科室,二维码的应用进一步减少了成品混科的现象,保障了患者的用药安全。

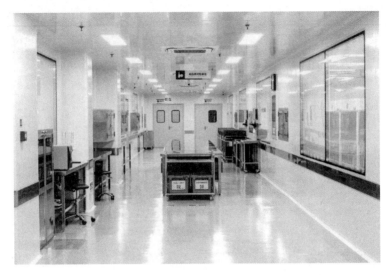

图 1-1-8 成品核对区

阴凉库房(图 1-1-9):整齐、通风。设置有摆药底座、彩钢药架、带盖彩塑药箱。摆药底座可有效满足药品存储的间隔要求,且便于清洁,结实耐用。彩钢药架的区域划分合理,能有效地利用存储空间,方便药品摆放及查找。带盖彩塑药箱可以临时摆放脱包药品,便于取用。

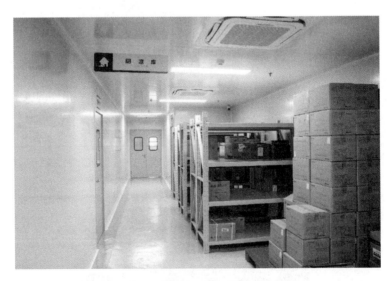

图 1-1-9 阴凉库房

(三)辅助工作区

我院 PIVAS 采用动静分离式设计,于二号楼五楼建设有独立的可供员工参与会议、科研、教学、休息于一体的独立外环境,配备带投影仪的示教室、休息室、卫生间、杂物储存间。独立设计的外环境将各功能区合理、有序、规范地分隔开来,有利于提高工作效率,改善工作环境,将 PIVAS 建设成一个从临床药学学科建设角度出发,坚持以患者为中心,医—教—研结合发展的创新型药学技术服务部门。

(四)进出洁净区的更衣清洁规定

根据国家卫生健康委办公厅制定的《静脉用药调配中心建设与管理指南(试行)》,PIVAS 应严格执行进出洁净区的更衣清洁规定。

1. 进入非洁净控制区

(1)不得化妆,取下手表、耳环、戒指、手镯等装饰品及存放手机。

(2)在普通更衣区更换专用工作鞋、工作服,并戴发帽。

2. 进入洁净区

(1)一次更衣室脱下专用工作鞋,换上洁净区用鞋,按七步洗手法洗手清洁。

(2)二次更衣室戴一次性口罩与帽子、穿洁净隔离服、戴无粉灭菌乳胶手套。

(3)穿戴规范,无头发外露,皮肤应尽量减少暴露。

(4)进入调配间时用手肘部推开门,禁止用手开门。

3. 离开洁净区

(1)混合调配操作结束后,脱下一次性手套,弃于医疗废物包装袋内。

(2)在二次更衣室脱下洁净隔离服并整齐放置,一次性口罩、帽子弃于医疗废物包装袋内。

(3)在一次更衣室脱去洁净区用鞋,并放在指定位置。

4. 外来人员管理

(1)建立外来人员接待与参观管理制度。外来人员未经 PIVAS 主任或主班同意不得进入;外来人员不得进入洁净区。

(2)进入非洁净控制区人员的更衣,按照 PIVAS 工作人员更衣操作规程进行。

(五)清洁消毒操作规程

1. 非洁净控制区

(1)清洁。

①清洁用品:拖布、清洁布、清洁盆、地巾、水桶、毛刷、吸尘器、清洁剂等。

②调配工作结束后:应立即整理物品,清除非洁净控制区内遗留物及废物,地面用吸尘器吸取表面灰尘,用适宜的清洁用品清除污迹,若有特别污染物,可用相应清洁剂擦拭、用水擦洗至无泡沫。

每日清洁:工作台、座椅、地面。

每周清洁:门、窗等。

每月清洁:天花板、墙面、公共设施。

(2)消毒。

①消毒工具:微细纤维材料清洁布、地巾、消毒剂等。

②推荐消毒剂:75% 乙醇、250 mg/L 或 500 mg/L 含氯消毒溶液。制备消毒溶液时应采用已清洁且对消毒溶液不产生影响的容器,使用前按规定浓度进行配制。

③消毒前,应先进行清洁工作:用消毒溶液擦拭消毒,停留 10~15 min 后,再用水擦去消毒液。

每日消毒:工作台、座椅、地面。

每周消毒:门、窗等。

每月消毒:天花板、墙面、公共设施。

(3)辅助工作区如药品脱外包区、外送转运箱和转运车存放区、综合性会议示教休息室等与非洁净控制区紧密相连,也应保持清洁卫生,并应每月清洁消毒一次。

(4)摆药筐每日用 250 mg/L 含氯消毒溶液浸泡 30 min,然后用水冲洗干净,自然晾干。危害药品摆药专用筐应单独浸泡冲洗。

(5)外送转运箱、转运车每日用 500 mg/L 含氯消毒溶液擦拭消毒,停留 10~15 min,再用水擦去消毒液。

2. 洁净区

(1)清洁。

①清洁用品:无纺布或其他不脱落纤维(或颗粒)物质的清洁用品、清洁不锈钢桶或塑料桶、清洁剂等。

②调配操作结束后:应立即清场,整理水平层流洁净工作台、生物安全柜,清除遗留物及废物。用适宜的清洁剂擦拭照明灯开关、工作台顶部,然后再从上到下清洁工作台面的两壁,最后清洁工作台面,用水擦洗至无泡沫。

每日清洁:工作台四周,座椅,所有的不锈钢设备,传递窗的顶部、两壁、台面,门框,门把手,废物桶,地面等。

每周清洁:门、窗等。

每月清洁:天花板、墙面、公共设施。

清洁过程中不得将清洁剂或水喷溅到高效空气过滤器上。

(2)消毒。

①消毒工具:无纺布或丝绸、清洁不锈钢桶或塑料桶、地巾。

②推荐的消毒剂:75％乙醇、500 mg/L 含氯消毒溶液。消毒溶液制备要求同非洁净控制区消毒要求。

③消毒前:应先进行整理、清洁,再用消毒溶液擦拭消毒,停留 10~15 min,用水擦去消毒液。

每日消毒:用 75％乙醇擦拭消毒水平层流洁净工作台、生物安全柜的风机、照明灯开关的按键、工作台工作区顶部,然后从上到下清洁工作台面的两壁,最后擦拭工作台面;选用适当的消毒溶液擦拭所有不锈钢设备,传递窗顶部、台面、两壁和门把手以及座椅、推车等;用消毒溶液擦拭医疗废物专用盛器内外,并套上医疗废物包装袋;用消毒溶液擦拭地面,不得留有死角。

每周消毒:门、窗等。

每月消毒:天花板、墙面、公共设施。

消毒过程中应防止将消毒剂等液体喷溅到高效空气过滤器上。

3. 清洁工具的清洁、消毒

(1)擦桌面、墙面的清洁工具:用水和清洁剂清洗干净后,用 250 mg/L 含氯消毒溶液浸泡 30 min,冲净消毒液,干燥备用。

(2)擦地面的清洁工具:用水和清洁剂清洗干净后,用 500 mg/L 含氯消毒溶液浸泡 30 min,冲净消毒液,干燥备用。

(3)三个功能区以及洁净区内危害药品调配间的清洁工具:应专区专用,清洗、消毒,分别存放。

4.医疗废物处置

(1)危害药品废物分别包装处理,应在危害药品调配间内进行。成品输液进行双人核对后,废弃针头、空安瓿丢入利器盒;其他废物用黄色医疗废物包装袋单独包装扎紧,注明危害药品废物标识,按规定交由医疗机构统一处理。

(2)普通药物废物处理,应在成品输液核查后进行,废弃针头丢入利器盒;其他废物用黄色医疗废物包装袋包装扎紧,按规定交由医疗机构统一处理。

(钟秀 彭官良 张月火 陈联利)

第三节 层流系统维护管理

一、层流系统组成及选择要求

(一)层流系统组成

层流洁净技术是采用高度净化的气流做载体,将操作室(区)内产生的尘粒排出的技术。层流洁净技术具有以下特点:

①粒子流的运动形式连续稳定,粒子不易凝结且能提高空气流速,使粒子能在空气中浮动,不沉降蓄积。

②室内空气持续运动不停滞。

③外界空气经过净化后进入室(区)内,使室(区)内达到无菌状态。

④气流能快速带走洁净间内的污染物。

⑤避免不同的粉末交叉污染,保证质量。

PIVAS的水平层流洁净工作台和生物安全柜就是具有以上特点的层流设备装置;层流系统主要由水平层流洁净工作台、生物安全柜及空气过滤系统组成。

(1)水平层流洁净工作台。

水平层流洁净工作台(horizontal laminarl fow cabinet,HLFC)也叫水平层流超净工作台,水平层流洁净工作台是为了适应现代化工业、光电产业、生物制药以及科研试验等领域对局部工作区域洁净度的需求而设计的。

水平层流洁净工作台的工作原理是通过加压风机将室内空气经高效过滤器过滤后送至净化工作台内区域,最终达到局部百级的操作环境。它主要有3个基本作用:首先是为工作区域提供经过净化的空气;其次是通过提供稳定、净化的气流防止层流台外空气进入工作区域;最后是将人和物料(输液袋、注射器、药品等)带入的微粒清除出工作区域。目前,最通用的洁净层流系统的标准为美国联邦标准209E,但它不是特别针对洁净层流工作台的标准,而是一个洁净环境下的洁净度标准。其他类似的国际标准有 BS 5295,AS 1386,VDI 2083 和 ISO 14664。洁净层流工作台根据气流方向的不同可分为水平层流洁净工作台和垂直层流洁净工作台两种。应根据所调配的药品特性的不同而选择不同的层流洁净工作台。

（2）生物安全柜。

生物安全柜拥有独特的内腔安全负压设计,70%的空气经过滤后循环使用,30%的空气经高效过滤后可向室内外排出或接到排风系统。生物安全柜的送风和排风系统都可达到"零泄漏"要求,配以优质的 HEPA 或 ULPA 过滤器,确保达到洁净度 ISO 5 级(百级)。

生物安全柜与水平层流洁净工作台不同。水平层流洁净工作台只能保护在工作台内操作的样品和试剂等不受污染,并不能保护工作人员,而生物安全柜是负压系统,还能有效保护工作人员。

（二）水平层流洁净工作台与生物安全柜选择要求

（1）需有独立的风机、高效过滤器和适合的工作区域。不与其他的空气循环系统连接。具有气幕式隔离设计,可防止内外交叉污染。

（2）应采用光洁、耐腐蚀、抗氧化、容易清洁的材料制成,工作区域的接缝处应密封以防止液体进入;工作台面最好采用不锈钢材料。

（3）为便于调配全静脉肠外营养液,应有足够高的工作空间。理想的工作高度为 76 cm。

（4）水平层流洁净工作台有不同的外形尺寸,长度从 1 m 到 2 m 不等。从国内医院输液用量、输液中加药量较大的特点,且节省净化面积的角度出发,较为适合医院 PIVAS 的工作台长度为 1.8 m 左右,适合双人同时进行操作。各医院亦可根据现场情况购买或定制合适尺寸的水平层流洁净工作台。

（5）新风补充应从工作台顶部进入,并经过 1 层过滤效率为 20%、可清洗、更换的初效过滤器过滤,以过滤空气中较大的尘埃粒子并延长高效过滤器使用寿命。

（6）水平层流洁净工作台支撑架应为敞开式的,使室内空气流通不至于造成死角。

（7）工作区照度应足够高,方便核对药品及调配;应配有紫外灯,控制面板应有启用显示装置。

（8）应有连续可调风量风机系统,保证送风风速始终保持理想状态。

（9）由于 PIVAS 内同时有多台水平层流洁净工作台,而一般的吊顶采用不吸音的材料,从建设、运行成本,洁净间的高度、宽敞程度等方面考虑,水平层流洁净工作台的噪声要求是越低越好。

二、水平层流洁净工作台及生物安全柜的使用方法

水平层流洁净工作台与生物安全柜局部有百级的洁净环境,PIVAS 工作人员需在特定区域内按照规范化的操作来进行药品的混合调配。

（一）操作方法

（1）最少应在操作前 30 min 启动机器。

（2）应将水平层流洁净工作台划分为 3 个区域。

①内区,是最靠近高效过滤器的区域,距离高效过滤器 10~15 cm,可用来放置已打开的安瓿和其他一些已开包装的无菌物体。

②工作区,是工作台的中央部位,所有的调配应在此区域完成。

③外区,是从工作台边向内 15~20 cm 的区域,可用来放置有外包装的注射器和其他带外包装的物体。

（3）每天在操作开始前，应先用75％乙醇仔细擦拭工作区域的顶部、两侧及台面，顺序为从上到下、从前到后、从内到外。

（4）在调配过程当中，每完成一组药物的混合调配工作后，应用75％乙醇消毒台面。

（5）物料放入工作台前，应用75％乙醇擦拭其整个外表。

（6）尽量避免在工作台面上摆放过多的用品，大件物品之间的摆放距离不小于15 cm，如输液袋；小件物品之间的摆放距离不小于5 cm，如安瓿或西林瓶等；下游物品与上游物品的距离应为上游物品直径的3倍。

（7）需保证工作台面上的无菌物品与高效过滤器之间应无任何物体阻碍，也就是"开放窗口"。

（8）避免任何液体物质溅入高效过滤器，高效过滤器一旦被弄湿，很容易破损及滋生霉菌。

（9）避免在洁净空间内进行剧烈的动作，避免在混合调配时咳嗽、打喷嚏或说话，应严格遵守无菌操作规则。

（10）在确保没有人员在场的情况下，开启紫外灯。

（二）水平层流洁净工作台使用过程中的注意事项

（1）水平层流洁净工作台主要用于调配对工作人员没有危害的药品，如电解质、全静脉肠外营养液等。

（2）带有脚轮的工作台，安放定位后必须将箱体下4只支撑脚调至平稳，以减少噪声及振动现象。

（3）水平层流洁净工作台的摆放位置应位于洁净间内的高效送风口正前方，洁净间内的空气经高效过滤器处理后水平吹入水平层流洁净工作台操作区域。

（4）避免使物品过于靠近高效过滤器，所有的操作应在洁净空间（离洁净台边缘10～15 cm）内进行，由于工作台外沿区域是万级空气与百级空气的交汇处，如果操作太靠近此区域，水平层流洁净工作台将不能起到相应的作用。另外不要把手腕或胳膊肘放置在台面上，不要把手放置在所调配物品的空气流向的上游，随时保持"开放窗口"。

（三）生物安全柜使用过程中的注意事项

（1）操作前应将本次操作所需的全部物品移入生物安全柜，避免双臂频繁穿过气幕破坏气流；穿戴好个人防护装备，并且在移入前用75％乙醇擦拭表面消毒，以防止污染。

（2）至少提前30 min打开风机，待柜内空气净化并气流稳定后再进行操作。将双臂缓缓伸入生物安全柜内，至少静止1 min，使柜内气流稳定后再进行操作。

（3）生物安全柜内不得放有与本次操作无关的物品。物品有序摆放，不得挡住气道口，以免干扰气流正常流动。

（4）生物安全柜内所有操作，应在离工作台外沿20 cm，内沿8～10 cm并离台面10～15 cm区域内进行，药品或物品不得阻挡生物安全柜散流孔，操作前将防护玻璃下拉至指定位置。

（5）工作时尽量减少背后人员走动以及快速开关房门，以防止生物安全柜内气流不稳定。

（6）在操作时，不可打开玻璃视窗，应保证操作者脸部在工作窗口之上。在柜内操作时，动作应轻柔，防止影响柜内气流。

（7）工作完全后，关闭玻璃视窗，开启紫外灯，照射30 min。

三、净化空调系统的维护及检测

(一)净化系统的维护

空气净化系统各进出风口的滤网每周检查清洁一次,初效过滤器每月检查清洁一次,中效过滤器每半年更换一次,高效过滤器每一年至两年更换一次,并需经药检室进行尘埃粒子检测,合格后方可使用。

(二)水平层流洁净工作台与生物安全柜的维护

1.每日维护
(1)用适当的消毒剂对内部工作区域表面、侧壁、后壁、窗户进行表面清洁,也要对紫外灯和电源输出口表面进行清洁。当清洁生物安全柜内部区域时,操作人员除了手以外,身体的其他任何部位不能进入操作台内。
(2)检查警报并检测基本气流。

2.每周维护
(1)用适当的消毒剂彻底对排水槽等处进行清洗。
(2)检查清除滤网孔处的残留物质。

3.每月维护
(1)用湿布对操作台外部进行擦拭,尤其是操作台的前面和上部,把污物打扫干净。
(2)检查所有的维护配件的合理使用情况。

4.每季度维护
(1)检查操作台内的任何物理异常或故障。检查荧光显像管,确保工作正常。
(2)定期清洁不锈钢表面,保持表面的光滑美观。每季度进行一次紫外灯检测,紫外灯照射强度大于 $70~\mu W/cm^2$ 为合格;低于 $70~\mu W/cm^2$ 时应更换灯管。

5.每年维护 照明灯每年检测一次,光照强度不小于 650 lx。

6.注意事项 生物安全柜水平层流洁净工作台的初效过滤器应定期进行清洗或更换,每月做一次沉降菌检测;高效过滤器只进行更换,不可清洗。

(钟秀 王剑)

第四节 PIVAS 工作区域管理与优化

一、5S 管理介绍

(一)5S 管理的定义

5S 管理包括整理(seiri)、整顿(seiton)、清扫(seiketsu)、清洁(seiso)、素养(shitsuke)。

1.1S-整理 将必需品和非必需品区分开,在岗位上只放必需品。一个简单的判定原则,就是将未来30天内,用不到的任何物品都移出现场。可使用"红单",将不需要的物品列入红单进行处理。必需品和非必需品的区分与处理见表1-1-2。

管理目的:腾出有用空间,防止误用。

表 1-1-2　必需品和非必需品的区分与处理

类别	使用频率		处置方法	备注
必需品	每小时		放置于工作台或随身携带	
	每天		现场存放	
	每周		现场存放	
非必需品	每月		仓库存储	
	每三个月		仓库存储	定期检查
	半年		仓库存储	定期检查
	一年		仓库存储(封存)	定期检查
	两年		仓库存储(封存)	定期检查
	未定	有用	仓库存储	定期检查
		不需要	废弃/报损	定期检查
	不能用		废弃/报损	定期检查

2.2S-整顿　必需品按照规定位置、放置方法摆放整齐,明确数量,做好标示。把要用的物品根据使用频率分别放置,使常用的物品能及时、准确地取出,使要用的物品处于马上能使用的状态和谁都能了解的状态。

管理目的:不浪费时间找东西。实现"三定":定点、定量、定容。定点:放在哪里合适?定量:数量是多少? 定容:用什么容器装? 什么颜色?

管理要点:物品摆放要有固定的地点和区域,以便于寻找,减少因混放而造成的差错;物品摆放地点要科学合理;物品摆放目视化,使定量装载的物品做到过目知数,摆放不同物品的区域采用不同的色彩和标记加以区别。

3.3S-清扫　去除现场的脏物、垃圾、污点,经常清扫、检查,形成清扫制度,采取根治污物的对策。

管理目的:消除脏污,保持工作场所干净、整齐。

4.4S-清洁　将上面3S实施的做法制度化、规范化,维持其成果。如定期进行卫生、安全检查,采取防止污染、杂乱的对策,使现场明亮化。

管理目的:通过制度化、规范化来维持成果。

5.5S-素养　加强工作人员素养,做到心灵美、行为美,使工作人员养成良好文明礼貌的习惯,自觉遵守和执行各种规章制度和标准。

管理目的:提升"人的品质",成为对任何工作都讲究认真的人。素养是5S管理的核心,也是5S管理的最终目的。只有工作人员素质的提高,才能保证各项工作顺利开展,各项制度得到有效执行。

管理要点:持续推进5S工作;建立共同遵守的规章制度;将各种规章制度目视化;自主管理活动。

（二）5S 管理几种常用方法

（1）定点拍摄：选择同一地点，面对同一方向进行拍摄；对现场不合理现象，包括作业、设备、流程与工作方法予以定点拍摄，进行连续性改善。

（2）红单作战：用红色标识牌，使工作人员能一目了然地知道现场的不合理现象在哪里。红单的使用对象为库存、设备，以及用来区分必需品与非必需品。

（3）看板作战：使工作人员能直观地了解现场物品的种类、数量，整体管理的内容、流程。

（4）颜色管理：将不同颜色的标识赋予一定的意义，将复杂的管理问题用不同颜色的标识进行区分；颜色能让现场变得更加的整洁规范，让工作能够更加有条不紊地进行。

（三）5S 实施原则

（1）效率化原则：方便操作，把能否提高工作效率作为放置地点的先决条件，保证及时找到所需物品。

（2）人性化原则：标准流程的制订需要不断完善，各个步骤的安排设计都应充分考虑人的因素。

（3）美观原则：良好的环境是文化的载体，能够给员工带来良好的工作体验。

（4）持久性原则：人性化需与效率化相结合，才能长期坚持和执行。

（四）5S 管理功效

（1）5S 管理可降低不必要的耗材浪费，减少寻找工具、材料等的时间，从而提高工作效率，优化人力资源。

（2）5S 管理能提升 PIVAS 工作人员的形象，使临床和患者对 PIVAS 的各项工作更放心。

（3）5S 管理是保障安全输液的重要方法。宽敞明亮的工作场所，畅通无阻的人员通道，一目了然的各种标识，都可为输液安全做出保障。

（4）5S 管理能推动 PIVAS 各项操作流程的标准化。

（5）5S 管理能创造明亮、清洁的工作场所，使员工有成就感，可提高员工的敬业精神和工作乐趣，提高工作效率。

二、5S 管理在 PIVAS 中的实践

5S 管理由 PIVAS 主任负责督导，对 5S 管理随时进行检查、定期总结。

（一）制订管理方案

检查存在的问题，制订 PIVAS 5S 管理方案，设定整改目标。具体见表 1-1-3。

表 1-1-3 PIVAS 5S 管理方案

问题区域	存在问题	改进措施
员工意识	PIVAS 员工对于 5S 内容不了解,对保持 PIVAS 整洁卫生意识不强	(1)组织员工集中学习 5S 管理具体内容; (2)集中开会说明整改措施,强化员工注重科室环境整洁卫生的意识
办公区	PIVAS 管理涉及表格和文件较多,文件管理不系统、不规范	(1)对办公室资料进行整理,不常用资料入库储存; (2)按照医院下发的指导文件进行文件归类; (3)对表格及文件统一规范格式,统一编码,便于管理
鞋柜	鞋柜物品无归属,存在一人多柜的情况	(1)清理鞋柜,丢弃不必要的物品; (2)每个鞋柜专人专用,专人负责清洁卫生
更衣室	更衣室衣物随意放置,工作服整理不及时	(1)无人使用工作服归置于专门的衣柜中; (2)每个衣柜专人专用,专人负责清洁卫生
摆药间	工作手套随意摆放,不便于集中收集清洗	(1)工作手套自己保管; (2)设立专门的手套收集篮,集中收集清洗
成品核对打包区	打包袋杂乱,易导致药品破损	(1)购置专用整理箱,空包药品按科室放置; (2)危害药品使用专用整理箱

(二)区域化管理

设立各区域管理负责人,讨论整改方式及预期效果。

1. 文件资料管理 对 PIVAS 全部纸质文件资料及电脑内存有的信息资料进行统一整理。办公室文件柜、物品柜只存放有用物品,做到文件存放有条理,文件查询方便迅速;文件及表格均按类别和编号有序存放,使用完后及时归还原位;过期文件及无用物品及时处理,保持柜内清洁,过期文件按年度装订分类,定位存放(图 1-1-10)。

2. 审方打印间管理 审方打印间人员集中,事务繁多,涉及医嘱审核、退药处理、医嘱标签打印、病区药品汇总单打印等,容易造成物品堆积和散乱放置,影响该区域的 5S 管理。故应安排特定责任人,每天下班前进行整理,对桌面物品进行归类整理,并每星期做一次全面的清洁。科室内办公桌、工作台面等保持整齐清洁,不得摆放与工作无关的物品(图 1-1-11)。

3. 摆药准备区的药品摆放、药架管理

(1)药品:摆药准备区药品按药品类别分区放置,按不同药品性质做好避光措施,大输液则按照品种及规格依次摆放。按照 5S 管理及保证摆药的准确性的要求,应避免将药品随意摆放,在摆药工作完成后必须将所有药品归位放好。高警示药品设置专门的存放区域,危害药品设置专柜存放。所有药品标签统一模板,专人管理;听似、看似、一品多规、高警示药品及近效期药品的标识,应按全院统一目录,张贴于药品标签右侧统一位置,由专人定期更新管理。

(2)冷链药品摆放:药用冰箱内只能存放药品,不得存放与工作无关的物品。医用冰箱内药品按冰箱目录定位存放,摆放整齐(图 1-1-12)。每日两次定时监测冰箱温度,专人负责做好登记记录。

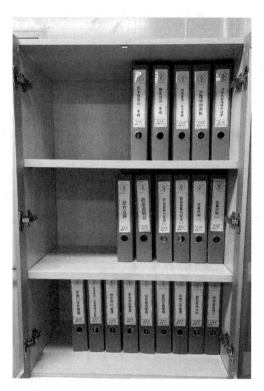

图 1-1-10 文件柜整理

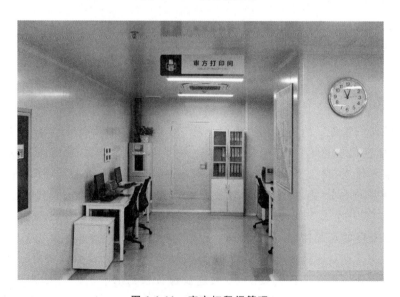

图 1-1-11 审方打印间管理

（3）二级库房药品摆放：库房内药品按类别分区定位存放，整件药品堆码，与库房内墙、房顶、温度调控设备及管道等设施间距（散热/供暖设施）不小于 30 cm，与地面间距不小于 10 cm，按批号堆码，不同批号的药品不得混垛，垛间距不小于 5 cm。科室内大输液定时拆包，按品种标注拆包日期，专人负责管理。

4. 成品核对包装区管理 成品核对包装区域的 5S 管理主要涉及成品核对包装区及外送暂存间。成品核对包装区存有成品打包时拆除的药品外包装及药柜、摆药车、打包袋、交

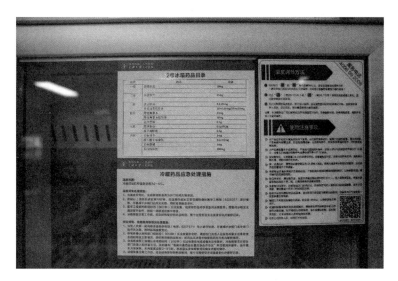

图 1-1-12 冷链药品管理

接本等,每次核对工作完成后,要求将各类物品整理干净并归位。设置不同的工作区域,如:成品核对扫描区、成品核对打包区、成品转运箱摆放区、危害药品摆放区等,以方便区域化管理(图 1-1-13)。

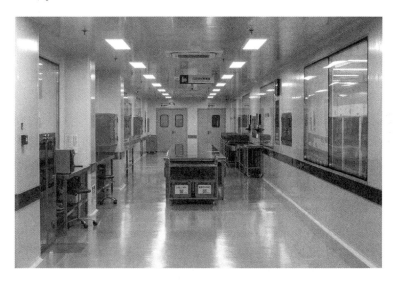

图 1-1-13 成品核对包装区管理

5. PIVAS清洁卫生管理 各区域不得存放与工作性质无关的物品,每日工作结束后应当及时清场,各种废物必须每天及时处理。由质量控制小组(质控小组)每天负责检查清洁完成情况,每月定期由专人负责管理和检查药架及冰箱清洁情况。

(1)控制区的清洁、消毒操作程序:

①每日工作结束后,用专用拖把擦洗地面,用清水擦拭工作台、座椅、门框及门把手等。

②每日摆药容器、摆药筐先用清水清洗,再用消毒液浸泡 30 min,清水冲洗干净,晾干备用。

③每周消毒一次地面和污物桶:先用清水清洁,待干后,再用消毒液擦洗地面及污物桶

内外,10 min 后再用清水擦去消毒液。

④每周一次用消毒液擦拭消毒工作台、成品输送密闭容器、药车、不锈钢设备、座椅、门框及门把手。

⑤墙壁、天花板每月进行一次清洁、消毒。

(2)万级洁净区清洁、消毒程序:

①每日操作台使用前至少开启紫外灯半小时进行消毒。

②每日的清洁、消毒:调配结束后,用清水清洁不锈钢设备,水平层流洁净工作台台面及两侧内壁,传递窗顶部、两侧内壁、门把手及台面,座椅,照明灯开关等,待干后,用75%乙醇擦拭消毒。

③每日按规定的操作程序进行地面清洁、消毒。

④墙壁、天花板每周进行一次清洁、消毒,操作程序同上。

(3)清洁、消毒注意事项:

①消毒剂应当定期轮换使用。

②洁净区和一般辅助工作区的清洁工具必须严格分开,不得混用。

③清洁、消毒过程中,不得将清水或消毒液喷淋到高效过滤器上。

④清洁、消毒时,应当按从上到下、从内向外的顺序擦拭,不得留有死角。

⑤用清水清洁时,待干后,才能再用消毒剂擦拭,保证清洁、消毒效果。

6. 调配间内的5S管理 调配间作为 PIVAS 的核心操作区,拥有最高的洁净度的要求。在满足洁净度、消毒无菌的前提下,5S 管理也应得到重视。调配间内的推车、药品摆放、其他物品的摆放等应有严格的要求。调配间内物品定点定位,不得混放,保证整个调配间干净整洁。清洗工具统一放置洁具间,二次更衣室防护服有序挂置,专用鞋整齐摆放,拆零的一次性无菌用品定时整理;操作间座椅统一放置于操作台下左侧,医疗废物桶统一放置于操作台下右侧,小推车统一靠操作台右侧摆放,操作台面非操作时段禁止摆放一切物品(图 1-1-14)。

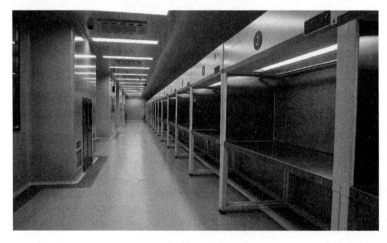

图 1-1-14　调配间内的 5S 管理

7. 常用耗材的整理

(1)科室内耗材统一分类存放于耗材库房,科室耗材实行效期管理,由 PIVAS 质量管理小组每月进行检查登记(图 1-1-15)。

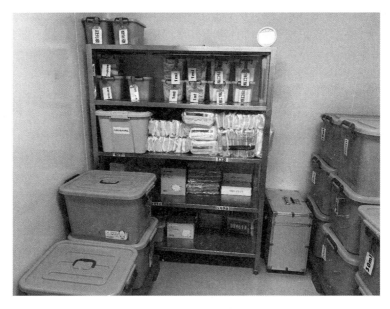

图 1-1-15 常用耗材的整理

（2）75％乙醇与含氯消毒液应存放于专用危险化学品专用柜，按照双人双锁双本记录管理。75％乙醇、手部消毒液、碘伏消毒液开启时需填写开瓶日期，保证在有效期内使用。

8.其他 其他区域也应按照 5S 管理要求，随时检查，对存在不合理的情况进行通报，安排责任人进行监控。

（1）按工作人员姓名规定专属鞋柜，鞋柜及工作鞋卫生由个人负责，保持整洁干净。工作人员私人物品需放置于私人物品柜中。

（2）工作人员统一穿着整洁工作服、工作鞋，统一佩戴胸牌、帽子，不允许自身衣物过多暴露在工作服之外。工作人员工作服收纳于专属衣柜中，保证更衣室整洁有序，不允许放置其他杂物。

（3）工作人员私人水杯均指定放置于专用茶水柜。

（4）科室内推车使用后统一有序地放置于推车暂存处；工作手套统一放置于手套篮，定期清洗。

（三）维持整改成果

具体整改完成后，要求科室全体人员维持整改成果。

1.整改后成果验收 每月月底安排专人进行检查，对不符合要求的环节进行拍摄，通知相关责任人，要求整改并加强认识。

2.对未完成预定要求的继续整改 对 5S 管理未执行到位的区域或责任人，找出原因，解决难题，最终完成管理要求。

3.对容易反复的区域加强观察 对于活动人数较集中、导致 5S 管理失效的因素较多的区域，需增加人手，加大监管力度。

（四）定期检查

定期检查，及时反馈，形成制度，保证 5S 管理的全面实施。

定期召开质控小组会议，对 5S 管理中出现的问题进行纠正，并进行专项业务学习，通过提高员工素质长效维持 5S 管理。严格执行《静脉用药集中调配质量管理规范》、医院及科室的管理制度,通过整理、整顿、清扫、清洁养成严谨的工作作风,通过不断地自我总结和改进,优化工作流程,提升个人职业素养,建立良好的工作氛围,使 5S 管理成为大家的自觉行为。

5S 管理后,PIVAS 整体工作、生活环境发生了根本的变化,所有空间得到了有效的利用,各种标识清晰明朗,物品定位存放,工作井然有序,既营造了良好的工作氛围,又调动了员工的工作积极性,使员工在工作中发现问题的能力得到进一步提高。

三、PIVAS 环境优化改善实践

为提高工作效率、保障环境洁净程度、提升员工舒适度,宜昌市第一人民医院 PIVAS进行了以下多项环境细节优化。

(1)操作台安装内嵌式摄像头:为了减少医疗纠纷、保障患者输液安全、方便自查自纠,在调配间的操作台上安装了内嵌式摄像头,便于清洁卫生,保障洁净等级。并在 PIVAS 主任办公室安装了监控系统,方便随时掌握调配间内操作情况。

(2)手持式 PDA(掌上电脑):为了方便日常使用,满足 HIMSS 6 级的要求,配备了手持式 PDA。

(3)触控式一体电脑:在成品核对区配备了触控式一体电脑,既节约空间,易于清洁,又能保障洁净区洁净等级。

(4)烘干机:为了减少防护服晾干时间,在调配间的洁洗间单独配备了烘干机。

(5)可移动式臭氧机:为提高非洁净控制区的环境质量,我院 PIVAS 在扩建完工之初就配备了可移动式臭氧机,每日工作完成之时对 PIVAS 非洁净控制区进行杀菌消毒处埋。同时可移动式臭氧机也可为洁净区的洗衣洁具间进行消毒,提高环境洁净等级。

(6)普通清洗间沥水架:为减少摆药筐清洗后晾干时间、方便收纳,在普通清洗间配备了专用沥水架。

(7)感应式水龙头、干手机与小型电热水器:为了减少多余的接触、方便使用、提升环境洁净等级,我院 PIVAS 于每个水槽处安装了感应式水龙头和干手机,可有效防止液体溅出、保持环境干燥整洁并有利于节约用水;考虑到冬天洗手舒适度的问题,每个感应式水龙头都配备了一台小型电热水器,让 PIVAS 员工在冬天也能有一个舒适的洗手环境。

(8)净水机:方便员工日常饮水,PIVAS 装配了净水直饮机,既保障了员工饮水的干净卫生,又节约了饮水成本。

(刘晶 殷雪梅)

第二章　PIVAS 团队组建

第一节　PIVAS 团队组建要求

国家卫生健康委办公厅制定的《静脉用药调配中心建设与管理指南（试行）》对 PIVAS 的监管及人员配备作出了明确的要求。

PIVAS 应当由药学部门统一管理。医疗机构药事管理与药物治疗学委员会负责组织对其进行监督和检查。

PIVAS 应当按照规定，配备数量适宜、结构合理的药学专业技术人员和工勤人员，一般可按照每人每日平均调配 70～90 袋（瓶）成品输液的工作量配备药学专业技术人员。

PIVAS 主任应当由具有药学专业本科及以上学历、药学专业中级及以上专业技术职务任职资格、具有药品调配工作经验和管理能力的药师担任。

负责用药医嘱审核的人员应当具有药学专业本科及以上学历、药师及以上专业技术职务任职资格、具有 3 年及以上门急诊或病区医嘱调配工作经验，接受过医嘱审核相关岗位的专业知识培训并考核合格。

负责摆药贴签核对、加药混合调配的人员，原则上应当具有药士及以上专业技术职务任职资格；负责成品输液核查的人员，应当具有药师及以上专业技术职务任职资格，不得由非药学专业技术人员从事此项工作。

从事静脉用药集中调配工作的药学专业技术人员，均应当经岗位专业知识和技术操作规范培训并考核合格，每年应当接受与其岗位相适应的继续教育。

从事与静脉用药集中调配工作相关的人员，每年至少进行一次健康检查，建立健康档案。对患有传染性疾病或者其他可能污染药品的疾病、或患有精神性疾病等不宜从事药品调配工作的，应当调离工作岗位。

（赵　恒）

第二节　PIVAS 团队组建实践

一、明确任务及服务标准

（一）PIVAS 的任务

PIVAS 通过静脉用药医嘱审核干预、混合调配、参与静脉输液使用评估等药学服务，为临床提供优质可直接静脉输注的成品输液,促进临床静脉用药安全、有效、经济、适当。

PIAVS 药学人员的主要工作:核对药品品种数量、接收医嘱、审方、打印标签、贴签、摆药、核对、调配、成品核对、药品请领、药品保管、药品信息维护等,发现药品质量问题和不合理用药等情况及时与相关部门及相关人员联系,进行合理的处理。

护理人员的主要工作:拆除药品外包装、摆药、贴签、混合调配、工作间及用具的清洁卫生等。

工勤人员的主要工作:将调配好的成品输液按时送往各病区;负责各用具的清洁工作,打扫 PIVAS 环境卫生。

(二)PIVAS 的服务标准

(1)满足临床静脉用药调配要求,及时、准确地将成品输液发送到各病区。

(2)保证临床用药安全、有效、合理、经济,杜绝差错。

(3)及时进行医嘱中的退药和打空包处理,满足患者用药需求。

(4)发现不合理用药、超说明书用药等医嘱时,及时与临床医师联系,提供合理用药建议,进行探讨沟通,发现明显配伍禁忌和不合理用药的医嘱时有权拒绝调配,防止医疗差错事故的发生。

二、工作流程及岗位职责划分

(一)PIVAS 工作流程

临床医师开具用药医嘱→用药医嘱信息传递→药师审核→打印标签→贴签摆药→核对→混合调配→输液成品核对、扫描→输液成品包装→分病区放置于密闭容器中、加锁或封条→由工勤人员送至病区→病区护士开锁(或开封),核对扫描签收→给患者用药前护士应当再次与病历用药医嘱核对扫描→给患者静脉输注用药。

严格控制每一环节和执行各项工作制度、岗位职责和标准操作规程,保证调配质量,确保患者用药安全。

(二)PIVAS 调配操作规程

1. 审核用药医嘱

(1)按照《中华人民共和国药品管理法》《医疗机构处方审核规范》有关规定执行。

(2)审核用药医嘱注意事项。

①评估静脉输液给药方法的必要性与合理性。

②与医师紧密协作,遵循药品临床应用指导原则、临床诊疗指南和药品说明书等,对用药医嘱的适宜性进行审核,特别是对危害药品静脉输液中拓展性临床使用的必要性与适宜性进行审核。

③审核用药医嘱的合理性、相容性和稳定性;溶媒的选择与基础输液用量的适宜性。

2. 打印输液标签

(1)用药医嘱经审核合格后,方可打印生成输液标签。标签由电子信息系统自动编号,包括患者基本信息、用药信息及各岗位操作的药学专业人员信息。

(2)输液标签基本信息应与药师审核确认的用药医嘱信息相一致,有纸质或电子备份,并保存1年备查。

（3）对临床用药有特殊交代或注意事项的，应在输液标签上做提示性注解或标识，如需做过敏性试验的药品，高警示药品，在输注时方可加入的药品，对成品输液的滴速、避光、冷藏有特殊要求或需用药监护的药品等。

（4）对非整支（瓶）用药医嘱，应在输液标签上注明实际抽取药量等，以供核查。

3.摆药贴签核对

（1）医嘱标签需经过药师审方后方可打印、贴签、摆药。

（2）实行双人摆药贴签核对制度，共同对摆药贴签负责。

（3）摆药贴签核对时，操作人员应仔细阅读、核查输液标签是否准确、完整，如有错误或不全，应告知审核药师核对纠正。

（4）摆药贴签核对时，操作人员应核查药品名称、规格、剂量等是否与标签内容一致，同时应检查药品质量、包装有无破损及是否在药品有效期内等，并签名或者盖章确认。

（5）摆药贴签核对结束后，应立即清场、清洁。

（6）按药品性质及送药批次进行分类，传递至相对应的调配间。

（7）摆药贴签核对注意事项：

①标签不得覆盖基础输液药品名称、规格、批号和有效期等信息，以便核查。

②按先进先用、近期先用的原则摆发药品。

③高警示药品应于固定区域放置，并有明显警示标识。冷藏药品应放置于药用冷藏冰箱。

④从传递窗（门）送入洁净区的药品和物品表面应保持清洁。

⑤按规定做好破损药品的登记、报损工作。

4.混合调配操作规范 混合调配操作规范见第二篇第一章第三节。

5.成品输液核查与包装

（1）成品输液核查。

①检查成品输液袋（瓶）外观是否整洁，轻轻挤压，观察输液袋有无破损或渗漏，尤其是加药口及接缝处。

②检查成品输液外观有无变色、混浊、沉淀、结晶或其他可见异物等；肠外营养液还应检查有无油滴析出、分层等。

③按输液标签内容，逐项核对药品与标签是否一致，再次检查药品配伍的合理性以及用药剂量的适宜性。

④检查抽取药液量准确性和西林瓶与安瓿药液残留量，核查非整支（瓶）药品的用量与标签是否相符。

⑤检查输液标签完整性，信息是否完整、正确，各岗位操作人员签名是否齐全、规范，确认无误后，核查药师应签名或盖章。

⑥检查核对完成后，医疗废物按规定分类进行处理。

（2）成品输液包装。

①将合格的成品输液按病区、批次、药品类别进行分类包装。避光药品应进行避光处理，外包装上应当有醒目标识；危害药品不得与其他成品输液混合包装；肠外营养液应单独包装。

②核查各病区、批次的成品输液数量，确认无误后，将包装好的成品输液按病区放置于

转运箱内,上锁或加封条,填写成品输液发放信息并签名。

6.成品输液发放与运送

(1)发放成品输液药学人员应与运送工勤人员交接运送任务,按规定时间准时送至各病区。

(2)成品输液送至各病区后,运送工勤人员与护士当面交接成品输液,共同清点数目,双方签名并记录。

(3)运送工勤人员返回后,应将运送过程中发生的问题及时向发药人员反馈并记录。

(4)运送工作结束后,清点转运工具,清洁、消毒成品输液转运箱、转运车。

(5)危害药品成品输液运送过程中须配备溢出处理包。

三、各岗位职责划分

(一)质量控制小组

由主管药师以上药学技术人员担任。在 PIVAS 主任、部门负责人指导下负责 PIVAS 各环节工作质量监控,及时发现问题,协助部门负责人及时制订相应整改措施,保障 PIVAS 各环节工作有条不紊地开展。

(1)检查药品审方、摆药、贴签、核对、混合调配、成品核对、包装等各个环节的工作质量,控制院内感染,参与 PIVAS 各环节工作。

(2)公布调配质量检查结果,及时指正违规操作,解决现存或潜在的问题。

(3)检查各种表格登记、药品准备和管理、相关设备运行及各区域卫生打扫和消毒情况。

(4)就当日的质量检查结果汇报相关负责人、PIVAS 主任,协助其找出产生问题的原因,制订相关整改措施,并整理成材料,装订成册。

(二)医嘱审核岗位

(1)及时审核用药医嘱,经审核存在用药剂量、载体溶媒不合理,配伍禁忌时,必须与相关医师联系,不得擅自更改医嘱。超说明书用药医嘱需医师签字,医嘱保存一年备查。

(2)所需药品按临床用药顺序编排医嘱。

(3)审核医嘱,打印标签,处理临床的各种反馈信息,包括成品输液反馈、用药医嘱审核、空包、退药等信息。

(4)及时解答临床相关咨询并做好记录。

(三)贴签、摆药岗位

(1)将审方药师已经打印的医嘱标签进行分类,依照批次及送药时间贴签。

(2)按药品批次使用不同颜色摆药筐摆放。

(3)认真落实双人摆药核对制度,摆药完成后双人签字。

(4)严格执行"四查十对"。

(四)核对岗位

(1)核对人员核对医嘱时严格执行"四查十对"。

(2)将排好的药依照批次摆放于指定位置。

（3）冷藏药品第二天调配前集中摆药。

（4）空包医嘱提前扫描装箱。

（五）混合调配岗位

（1）调配人员按净化要求进行操作，调配间必须达到净化级别（局部百级）。

（2）严格执行"四查十对"。

（3）混合调配时遵守消毒和无菌操作规程，杜绝污染。混合调配时严格执行医嘱并注意药品的相互作用，以免发生理化性状的改变。

（4）负责按照相关院感控制标准，分类归置混合调配间用物，确认废弃针头全部置于锐器盒，规范处理医疗废物及药品包材。

（5）负责混合调配间内洁净防护服、无纺抹布、拖鞋的清洗、烘干、归置等工作。

（6）工作完毕后，清场，进行调配间内消毒，待净化系统持续运行半小时后关闭。

（六）成品核对岗位

（1）成品核对药师负责相关科室成品的装箱、核对、扫描，组织外送工作，回收外送交接单，向PIVAS主任汇报成品质量情况、数量核对和外送情况。

（2）核对成品输液，填写交接单，确保成品输液科别、数量与交接单一致，装箱封口，移交外送人员。

（3）根据成品药品性质类别进行包装。

（4）成品核对岗位负责协调调配间内人力，保证临床及时用药。

（七）工勤人员岗位

（1）将放置输液袋的周转箱按病区顺序排列，及时送至相应的病区。

（2）送到病区时与护士完善交接手续，双方签字。

（3）交接手续单交PIVAS相关人员保存备查。

（4）做好PIVAS内部环境清洁工作。

（金桂兰 赵恒）

第二篇 PIVAS基础工作实践

第一章　精细化管理打造优质 PIVAS

保证静脉用药的质量安全是 PIVAS 工作人员的首要任务和责任。PIVAS 与临床科室的工作密切连接，成为医、护、药紧密结合的工作平台的一部分，使药师不再处于医护结合的工作模式之外，而使药师充分发挥了其专业优势与价值。PIVAS 发挥的作用可概括为"细、少、省、精、护"五个方面。

细——规章制度细、岗位职责细、标准操作规程细。

根据《静脉用药集中调配质量管理规范》《静脉用药调配中心建设与管理指南（试行）》和《中华人民共和国药品管理法》的相关要求，我院 PIVAS 从环境质量、调配流程、人员培训、操作规范等方面建立了完善的工作制度，形成了细化、量化、规范化和科学化的质量控制标准，并且定期对各环节的质量与工作流程进行评估，不断改善细节，优化工作。

少——调配差错少、不合理医嘱少、用药风险少。

过去静脉用药的调配工作通常由护士在临床科室内进行，由于环境条件有限，成品输液的质量易受影响。集中调配可使得调配差错减少，并由药师对医嘱的合理性进行审核，使得不合理医嘱减少，进而保障成品输液质量，减少用药风险。

省——节省护士配药时间，切实把护士还给患者。

PIVAS 极大地减轻了护士工作量，护士可以集中精力护理患者。从临床反馈的情况来看，进行静脉用药集中调配后，护士有更多的时间致力于护理管理，有更多的精力用于临床护理，进一步提高了临床护理质量，落实了以患者为中心的优质服务理念。

精——管理精细。

PIVAS 所有工作人员都必须经过规范化培训、考核合格后方能上岗，PIVAS 工作流程从医师开具处方到最终给患者静脉输注用药共有 7 道核对程序，工作人员在每一环节严格执行各项工作制度、岗位职责和操作规程，在严格控制洁净级别的环境中进行静脉用药的调配，最大限度地保证了静脉用药的合理性和无菌性，有效降低了输液反应，确保了患者用药安全，保证了输液质量。

护——最大限度地减少了药品对环境、人员的损害，加强了人员的职业防护。

PIVAS 实现了负压环境下的静脉用药调配，避免了药物对科室环境的污染以及对人员的损害。PIVAS 特有的负压空气净化系统和全排风生物安全柜的防护作用，极大加强了人员调配静脉用药的职业防护。

PIVAS 工作具有高风险、高强度、工作烦琐的特点。因此，为了减少差错事故，降低安全隐患，加强安全合理用药，提高 PIVAS 服务质量，充分调动员工的工作积极性，打造优质 PIVAS，应重视工作中的每一个细节问题，并逐步改进和完善。我院 PIVAS 自 2016 年起开始实施精细化管理模式，该模式包括建立完善的管理流程及制度、合理规划布局、加强洁净管理、加强感染防控、开展业务培训、提高技能水平、加强药品质量管理以及提高工作质量等方面，通过全方位改善工作细节，我院 PIVAS 取得了显著成果。

第一节　精细化管理,减少差错发生

　　PIVAS的服务理念是"输液安全,从点滴做起"。输液安全,是 PIVAS 工作永恒的主题,它存在于 PIVAS 日常工作的每一个地方。当存在微小的安全隐患时,如果不给予足够的重视以及正确及时的处理,就会留下无穷的后患,就可能会造成严重的医疗事故。所以 PIVAS 的工作应该从点滴抓起,从细节入手,哪个工作环节容易出现差错,就针对性地去改进,减少差错事故的发生。

　　对 PIVAS 工作流程的各个环节进行精细化管理,即在审方、印签、贴签、摆药、核对、混合调配、成品核对、药品运输等环节制订标准的操作规程,对每个环节可能出现差错的地方进行分析讨论,制订相应的应对措施,不断完善工作细节,减少 PIVAS 的差错发生。

一、用药医嘱审核

　　PIVAS 是"以患者为中心,以用药医嘱为重心,以合理用药为核心"的为临床药物治疗提供服务的部门,实行医师、临床药师、PIVAS 药师、护士等各环节连续性的用药医嘱合理性审核,是保证用药安全的关键。用药医嘱审核是 PIVAS 工作的第一个环节,是整个 PIVAS 工作的核心枢纽,起着承上启下的作用,用药医嘱审核的准确性与合理性,将影响之后 PIVAS 工作的每一个环节。

　　用药医嘱审核(以下简称审方)是指药学技术人员运用药学、临床医学、法律法规等多学科专业理论、知识和实践经验,对具有合法执业资格的医师在诊疗活动中为患者开具的处方或用药医嘱进行审查核对,评估静脉输液给药方法的必要性与适宜性,并做出是否同意调配的药学技术服务过程。

　　(1)PIVAS 用药医嘱审核需在审方区进行,审方区为非洁净控制区,环境应保持干净整齐、宽敞明亮。

　　(2)PIVAS 负责用药医嘱审核的审方药师应当具有药学专业本科及以上学历、药师及以上专业技术职务任职资格、具有 3 年及以上门急诊或病区医嘱调配工作经验,接受过医嘱审核相关岗位的专业知识培训并考核合格。审方药师是用药医嘱审核的第一责任人,应当按照有关规定审核用药医嘱,干预不合理用药,保障用药安全。

　　(3)所有的用药医嘱必须经过符合条件的审方药师的审核,审方药师审核合格后应签字确认。

　　(4)依据《中华人民共和国药品管理法》《处方管理办法》等有关规定对用药医嘱的合法性、规范性和适宜性进行科学的审核与评价,对用药医嘱确认后打印的输液标签进行连续性审核。

　　①对于判断为合理的用药医嘱,应当同意调配。

　　②对于判断为不合理用药医嘱、超常用药医嘱,应当及时与医师沟通,提出修改意见,经医师修改确认并签名,或重新开具用药医嘱。

　　③审方药师与医师对不合理用药医嘱、超常用药医嘱产生分歧的,审方药师应及时向 PIVAS 主任汇报处理。必要时由医院组织药学与临床专家讨论决定。

　　④对于不合理用药医嘱,医师拒绝审方药师建议或拒绝修改或重新开具用药医嘱的,

审方药师应拒绝调配并及时向PIVAS主任请示处理。

⑤如因患者病情需要"超说明书用药"时,应经过医院药事管理与药物治疗学委员会同意后,报医务科备案,使用时与患者签署知情同意书,审方药师应进行充分的风险评估,确保患者用药安全,由审方药师、医师双签字,将其用药医嘱信息存档备案后方可执行。

(5)审方药师负责与临床科室联系,解决临床医护人员反馈的问题及相关用药咨询,与临床医护人员沟通时,注意使用文明礼貌用语。

(6)审方药师按规定时间完成用药医嘱审核任务,每日对用药医嘱审核工作进行交接,认真做好各项文字记录并签名。

审方标准操作规程及流程见图2-1-1。

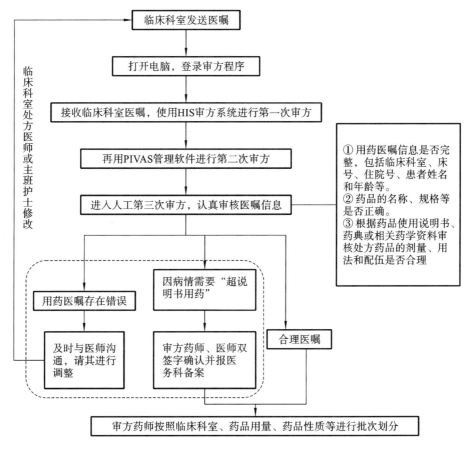

图 2-1-1 审方标准操作规程及流程

在医师开具医嘱后传递至PIVAS前,我院增加了一个审方中心,进行医嘱前置审核,我院的合理用药审方管理平台,可实现全处方实时自动干预弹框提醒,并且对接现有的医院信息化平台,同时实现集中系统自动智能干预,并可延伸至部分科室实现人工在线即时审方,并包含处方点评分析、报表、说明书文献查询等功能。

此外,我院还定期安排审方药师前往临床药学室学习医嘱审核工作,跟随专科临床药师前往临床参与查房,学习最前沿的药学专业知识,可提升审方药师的专业知识水平,提高审方药师的医嘱审核能力,加强审方药师与临床科室的沟通。

二、细化批次调整

审核后的医嘱需进行输液顺序的编排,因为大部分患者在接受治疗时往往需要输注多袋输液,为避免调配好的成品输液放置时间过长,导致药品疗效降低,引起不良反应,PIVAS需根据临床疾病特点、病根病情、科室用药特点、用药方案、药品的种类、特性、用药频率、溶媒量、化疗方案、滴速等条件进行输液顺序的分配,还要考虑在保证临床输液续接的同时尽量减少第一批药物的调配量,使成品输液能更早地送往临床开展治疗。

(一)批次编排原则

(1)与临床科室面对面地就配送时间、药品编排批次等方面的问题进行具体、细化的沟通和磋商。

(2)总的编排原则:抗菌药物(抗生素)早于普通治疗药物早于营养类药物,调配难度低的早于调配难度高的,不稳定药物早于稳定药物,所加药品数量及组分简单的医嘱早于复杂的医嘱。

(3)根据不同药物自身特点合理编排批次,如注射用阿莫西林钠克拉维酸钾因其成品输液不稳定,故需合理编排批次,实现现配现用。

(4)根据不同科室用药特点合理编排批次。

①心内科输液顺序分配原则:将强心药、抗心律失常药、降压药、抗心绞痛药、抗休克药、血管活性药等放第一批。

②神经内科输液顺序分配原则:将中枢兴奋剂、改善脑循环药、益智药等放第一批。

③呼吸内科输液顺序分配原则:联合使用抗菌药物要注意先后顺序,如先使用杀菌剂再用抑菌剂,以达到最佳联合治疗效果。

④外科输液顺序分配原则:分配时遵循补液原则,先盐后糖、先晶后胶、先快后慢,治疗药物如止疼药、护肝药等放第一批。

⑤肿瘤科输液顺序分配原则:严格按患者化疗方案安排输液顺序,注意引导液、化疗药增效剂、止吐剂、解毒剂等药物的使用顺序。例如,5-氟尿嘧啶或伊立替康在与铂类药物联合用于化疗的方案中,要先用铂类药物,再使用5-氟尿嘧啶或伊立替康,这样可降低不良反应的发生率,提高化疗有效率。

(二)批次编排优化改进

我院PIVAS的输液批次先由电脑根据医嘱使用时间自动生成,而后药师再根据时辰药理学、药物代谢动力学、静脉输注液体总量等进行调整。按用药原则进行批次分配,如抗菌药物、激素类药物、止疼药、止血药一般分在第一批;用法为q6h、q8h或q12h的输液大多分在第一批;第一批输液体积一般分配250~350 mL,以免输液积压影响药物稳定性和疗效;质量不稳定,需在规定时间内使用的药物为第一批。调整输液批次分配结束,即可进行输液顺序的调整,对于接瓶续滴组间有配伍禁忌的及有特殊要求的,用序号①②③等标注在输液标签上。例如,β-内酰胺类抗生素与盐酸氨溴索注射液接瓶续滴易发生混浊,不可连续输注。呼吸道感染且喘息较为严重患者的输液顺序:①抗生素;②平喘药;③止咳化痰药。化疗患者的输液顺序:①抗过敏药;②保护胃黏膜药;③止吐药;④化疗药。化疗药物之间也存在严格的输液顺序,如①紫杉醇;②顺铂。若给药顺序相反则可能产生更为严重的骨髓抑制。

通过合理的批次及输液顺序调整,既能确保住院患者静脉药物使用的安全性和连续性,又能缓解 PIVAS 调配人员因第一批时间紧张带来的调配压力。

三、标签打印环节

在实际工作中,要不断地对输液标签内容、格式进行改进,不断优化,既能提高工作效率,又能减少工作差错。

(1)PIVAS 成立初期是以科室为单位来打印标签并开展混合调配药品工作的,每个科室药品集中按临床所需来进行批次编排,一个科室的医嘱标签打印完成后再打印下一个科室的医嘱标签。现在调整为按照药品种类分批次打印,默认同批次同样主药的医嘱标签在一起打印,这样可以优化时间,简化工作任务,使贴签工作能更好地开展,同时药品溶媒也随之更有规律性,这样可以大大减少贴签环节出现差错的情况,同一摆药筐中都是同一药品,核对环节也更容易核对,混合调配环节出现加错药品的情况也能减少。

(2)对打印的标签进行标识并分配到各个贴签组,这样既能保证工作量的平均化,同时也有利于贴签差错追责到人。

(3)精简科室名称,简化药品标签上的科室名,如将"神经内科三病区"简化为"神内三"等。在实际工作中,我们发现精简过后的标签上的病区二中的"二"相对于"一"和"三"来说更容易混淆,所以在简化科室名称的基础上,在病区"二"上添加括号()以示区别,如"神内一、神内(二)、神内三",调整后的标签在视觉上一目了然,相似科室之间容易区分,混科情况明显减少。

(4)符号警示法,在 PIVAS 内部差错中,发生频率最多的就是贴错溶媒、药品拿错规格以及相同药品不同生产厂家拿错等情况,针对这些问题,可采取对医嘱标签设置警示标识的方法。

①医嘱标签右下方设置对应操作台号码,有助于核对出摆药错误;②溶媒用量非整袋(瓶),用黑框警示使用液体量;③非整支药品用量,用黑框警示用药剂量;④高警示药品,在药名之前添加★;⑤需冷藏的药品,在药名前添加●(图 2-1-2(a));⑥同一药名存在不同规格的两种药品,在其中一种药名前添加▼,如注射用阿莫西林钠克拉维酸钾的规格分别有0.6 g 和 1.2 g 两种(图 2-1-2(b)),加上标记后更容易辨别;⑦同一药名同一规格不同生产厂家的药品,在药名前加 A 或 B 或 C,如注射用奥美拉唑钠(图 2-1-2(c))。

(5)重打标签"R"警示,在 PIVAS 工作中,当发生更换碳带、标签纸漏打、贴签核对时贴错、液体渗漏等需要重打标签的情况时,为了区分重打标签与原输液标签,在重打标签的右下角添加"R"标识(图 2-1-3)。

四、贴签摆药环节

审核合格后打印出来的输液标签,在贴签区由贴签人员进行核对,之后将输液标签粘贴到正确的载体溶媒袋(瓶)上,送入摆药区,由摆药人员根据医嘱标签内容进行正确摆药。贴签摆药需要确保贴签的正确性,摆药品种、数量的准确性以及摆放位置的合理性,否则会影响次日的混合调配工作。

(一)贴签摆药工作制度

(1)贴签摆药区为非洁净控制区,环境应保持安静、整齐、宽敞明亮。

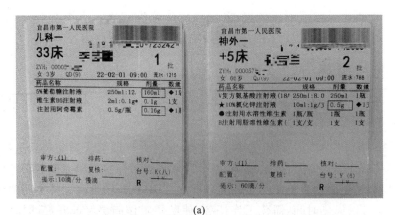

(a)

(b)

(c)

图 2-1-2　警示标识

　　(2)贴签摆药人员由经过规范化培训并考核合格的专业技术人员担任,对贴签摆药的质量负责。

　　(3)贴签摆药人员按时到岗,贴签前负责检查相关用物,无误后方可进行贴签摆药工作。

　　(4)贴签摆药的输液标签均需经过核对后方可进行贴签。

　　(5)贴签摆药区的药品、载体溶媒及物品应分类定位存放。

　　(6)贴签摆药时,严格按照贴签摆药标准操作规程进行。

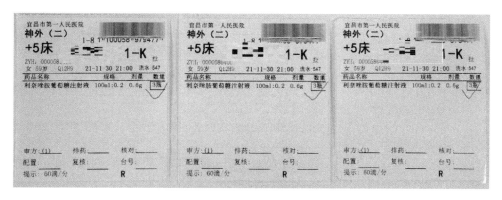

图 2-1-3　重打标签"R"警示

（7）贴签摆药时，发现质量问题集中上报 PIVAS 主任统一处理。

（8）贴签摆药完成后，贴签摆药人员负责将药品送至核对区核对。

（9）贴签摆药工作结束后整理、清洁、消毒药架、摆药筐、摆药车等。

（10）贴签摆药人员应按规定时间完成任务，认真做好各项记录并签名。

（11）定期汇总贴签摆药的差错，并对差错进行总结分析。

（二）贴签摆药标准操作规程及流程图

（1）贴签摆药人员从审方药师处接收临床科室医嘱标签和药品汇总单。

（2）仔细核查医嘱标签是否准确、完整，如有错误或不全，应当告知审方药师核对纠正，并重打标签。

（3）按照医嘱标签标注的批次选取摆药筐。

（4）按照医嘱标签标识分组贴签，一人负责检查输液品名、规格、有效期，并检查输液外包装是否完整，是否有破损、沉淀、异物等，检查无误后，将标签贴于正确的输液袋（瓶）上，贴签时不能遮挡输液本身标签，不能影响后续核对环节对输液质量的核对工作，贴签完毕后，另一人按照标签主药信息分装入相应批次的摆药筐中。

（5）集中摆药品种按照药品汇总单进行摆药，冷藏药品混合调配前摆药，脱去外包装的避光药品要做好避光措施。

（6）需要单独摆药的标签，按照药品名称、规格、数量准确地摆药，并在标签上签章。

（7）贴签摆药完毕后送至核对区进入核对流程。

（8）摆药后对药架的药品进行补充：

①每日完成摆药工作后，应当及时对货架短缺的药品进行补充；

②补充的药品应当在脱包区脱包，同时核对药品的有效期、生产批号等，严防错位，如有尘埃，需擦拭清洁后方可上架；

③补充药品时，应当注意药品有效期，遵循"先进先用，近期先用"的原则；

④对氯化钾注射液等高警示药品，应当有特殊标识和固定位置，危害药品轻拿轻放，严防溢出。

贴签摆药标准操作流程见图 2-1-4。

（三）贴签摆药改进

（1）根据打印的标签，用不同颜色的摆药筐摆放不同批次的贴签，如蓝色、白色、红色、

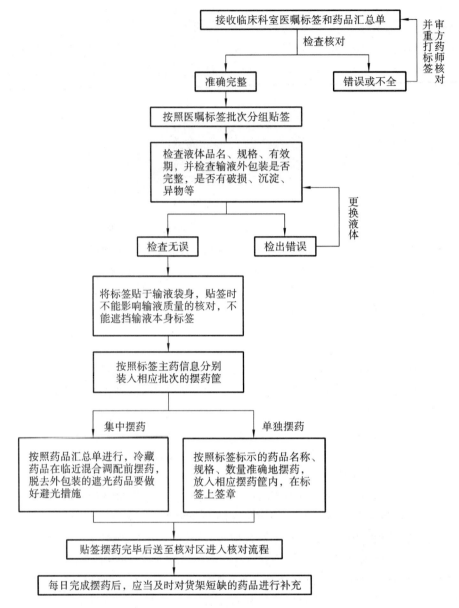

图 2-1-4 贴签摆药标准操作流程

绿色,危害药品用黄色(图 2-1-5,彩图 1),同批次同种同规格液体同筐放置;不同批次以不同颜色摆药筐区分。危害药品选择防渗漏黄色摆药筐,避免因操作不当发生溢出情况时造成渗漏污染。

(2)实行以"一人负责贴签,一人负责核对分筐"为一个贴签组的双人工作模式,共同对摆药贴签负责。

(3)做好听似、看似、一品多规、近效期、高警示药品等标识的张贴管理,摆药时工作人员需扫码下架药品,做到有记录可循,责任到人。

(4)单品种配液多的放入大筐中待混合调配,用药品摆药盒集中预摆药;对多品种配液进行单包摆药。用量少的、贵重药,贴签后放入小筐中待混合调配,并按正确的药品数量摆药,节省混合调配时间,同时杜绝贵重药品混合调配差错。以减少混合调配差错为目的,进

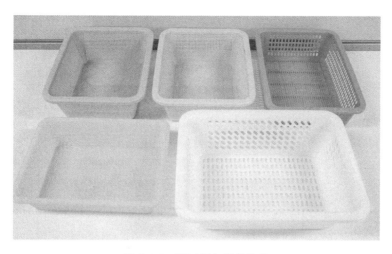

图 2-1-5　不同颜色摆药筐①

行灵活摆药。

（5）针对小号西林瓶摆药后混合调配时不方便拿取、消毒和计数的问题，可设计定做专用的摆药盒（图 2-1-6），混合调配时更方便快捷。

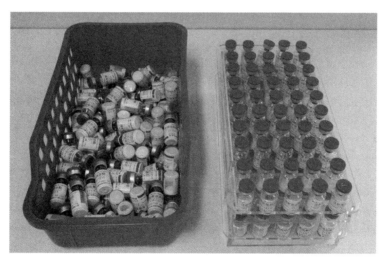

图 2-1-6　专用摆药盒

（6）空包较多的科室，如果按照每一包输液的医嘱标签摆药，不管是 PIVAS 分装打包，还是临床科室签收核对，工作量都巨大烦琐且更容易出错。针对这些问题，将空包多的科室打印药品汇总单，药品规格、数量、是否退药，清楚明了，可减少工作量和降低打包环节差错率。

（7）针对抗生素药物调配间和普通药物及肠外营养液调配间的预摆药，每天排班固定到责任人进行摆药核对，并在预摆药核对登记表上签字（图 2-1-7），不定期抽查。

（8）对摆药车进行编号，并在摆药车上系挂摆药标识牌（图 2-1-8），方便摆药核对人员进行核对工作，也有助于寻找某个药品。

（9）一品多规药品在摆药时应分开摆放，绿色摆药筐摆放小规格药品，蓝色摆药筐摆放大规格药品（图 2-1-9，彩图 2），以免混合调配拿取药品时出现差错。

宜昌市第一人民医院
三峡大学人民医院

静配中心预摆药核对登记表

年___月	营养间	抗生素
1		
2		
3		
4		
5		
6		
7		
8		
9		
10		
11		
12		
13		
14		

年___月	营养间	抗生素
1		
2		
3		
4		
5		
6		
7		
8		
9		
10		
11		
12		
13		
14		

图 2-1-7 预摆药核对登记表

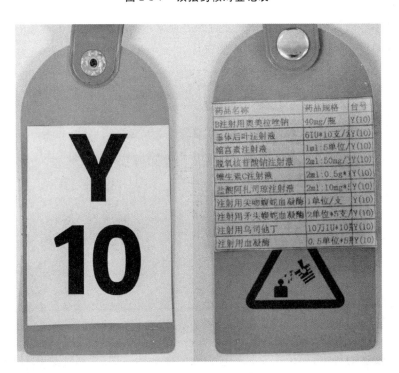

图 2-1-8 摆药标识牌

五、核对环节

核对是指核对人员对输液标签内容、摆药的正确性以及载体溶媒质量稳定性再次核对后送入混合调配间的技术服务过程。

（一）核对工作制度

（1）核对区为非洁净控制区，环境应保持安静、整齐、宽敞明亮。

（2）核对人员由经过规范化培训并考核合格的专业技术人员担任，对核对的质量负责。

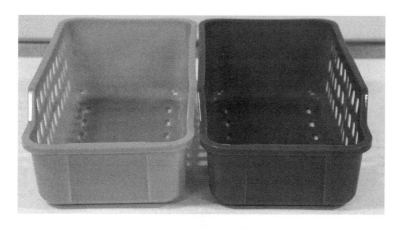

图 2-1-9　不同颜色摆药筐②

(3)核对的输液标签均需经过贴签摆药。

(4)核对时严格按照核对标准操作规程进行。

(5)核对人员按时到岗,核对前负责检查相关用物,无误后方可进行核对工作。

(6)核对时,发现质量问题集中上报 PIVAS 主任统一处理。

(7)核对完成后,核对人员负责将药品按混合调配任务放置在相应的待混合调配区域。

(8)核对工作结束后整理、清洁、消毒核对桌、摆药筐、核对车等。

(9)核对人员应按规定时间完成任务,核对无误后在标签上签章。

(10)定期汇总核对的差错,并对差错进行总结分析。

(二)核对标准操作规程及流程图

(1)从贴签摆药处接收需核对的药品。

(2)药师核对标签和摆药筐内已摆好的药品和载体溶媒,应严格按照"四查十对"再次严格审核医嘱合理性、规范性;然后检查药品和载体溶媒名称、规格、数量、性状、澄清度、有效期,挤压有无渗漏。核对无误后在标签上签章。

(3)把装有药品和载体溶媒的摆药筐按混合调配顺序码放于相应的摆药车上。

(4)将抗生素药物传入抗生素药物调配间,危害药品传入危害药品调配间,普通药物及肠外营养液传入普通药物及肠外营养液调配间。

(5)做好清场清洁工作。

核对标准操作规程及流程见图 2-1-10。

(三)核对环节改进

(1)核对调配药品时,首先按照"四查十对"再次严格审核医嘱合理性、规范性,然后检查药品和载体溶媒名称、规格、性状、澄清度、有效期,挤压有无渗漏,无误后再检查同一筐内是否为同一药品,包括要区分不同厂家生产的同一药品。

(2)危害药品实行双人核对,交叉复核。

(3)核对完成后核对人员需身份识别,发现问题时可以追责到人。

六、混合调配环节

混合调配工作是 PIVAS 工作内容的关键环节,每一袋成品输液的调配质量直接影响

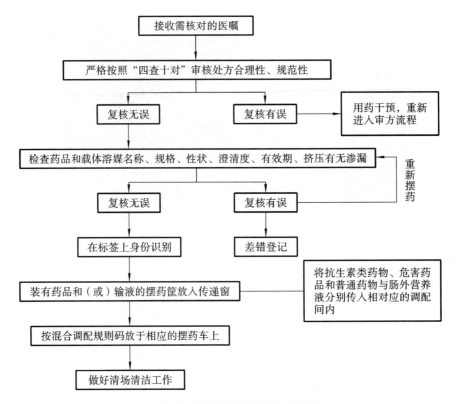

图 2-1-10 核对标准操作规程及流程

患者的用药安全。

（一）混合调配工作制度

静脉用药混合调配是指调配人员根据审核通过的输液标签,严格按照无菌操作技术进行混合调配的技术服务过程。

(1)混合调配工作需在混合调配间进行,混合调配间为洁净区,进入洁净区需更换洁净区专用鞋、洁净防护服、戴口罩、戴手套,环境应保持安静、整齐、宽敞明亮,进行无菌操作时避免来回走动。

(2)混合调配人员需由经过规范化培训且考核合格的专业技术人员担任,对输液成品的质量负责。

(3)混合调配的医嘱均需经过审核合格并贴签摆药核对后方可进行混合调配,未经审核的输液标签或未进行核对的载体溶媒不得进行混合调配。

(4)混合调配间内的待调配药品、载体溶媒、调配用物、已调配成品输液均应分类定位存放。

(5)混合调配时严格按照混合调配标准操作规程进行。

(6)混合调配人员按时到岗,认真阅读交接班记录,按标准操作规程进入混合调配间,检查相关用物,认真核对摆好的药品,无误后方可进行混合调配。

(7)混合调配过程中严禁随意离开,如遇特殊情况需要离开调配间,返回后需严格按照相应流程重新进入调配间,确保混合调配质量。

(8)混合调配前须核对调配药品与输液标签是否一致、药品批号是否一致。

(9)混合调配时,按照药品说明书和药品的性质进行混合调配,发现质量问题集中上报PIVAS主任统一处理。

(10)混合调配完成后应当在输液标签上进行身份识别,并将混合调配后的输液袋和使用后的空安瓿、空西林瓶放置于规定位置,以供成品输液核对人员核对。

(11)混合调配时应随时保持洁净混合调配区、操作台的清洁和整齐。

(12)混合调配完成的成品输液严格按要求摆放,传出混合调配间等待成品核对。

(13)混合调配工作结束后,按标准操作规程对混合调配间进行彻底清场、清洁、消毒,保证混合调配环境安全洁净,值日人员负责用具的洗涤、清洁、消毒工作,混合调配间内不得留有前一批次药物、药液、空西林瓶、空安瓿等,上班或下班前按规范开启或关闭净化空调系统。定期对混合调配间进行细菌监测。

(14)混合调配人员应按规定时间完成任务,每日对混合调配工作进行交接班,认真做好各项文字或电子记录并签名。

(15)定期汇总混合调配差错,并对差错进行总结分析。

(二)混合调配改进

(1)随着医院的发展,人员的增加,药品混合调配量的增加,出现了因为操作台号少,导致每个操作台要混合调配的药品数量增多且药品类别杂的问题,易发生混合调配差错。针对这些问题,新PIVAS建成后,我们增加了生物安全柜和水平层流洁净工作台的数量,改善后使得每个台号的药品分类更加细化,所加药品更加单一,提升了工作效率,减少了混合调配差错的发生。

(2)混合调配前,实行双人交叉相互核对后再混合调配的工作模式。混合调配人员对照输液标签信息核对药品名称、规格、剂量、数量、用法、有效期等信息的准确性和药品的完整性。

混合调配时,水平层流洁净工作台/生物安全柜上应当尽量避免摆放过多的物品,较大物品之间的摆放距离宜不小于15 cm,小件物品之间的摆放距离宜不少于5 cm;严格进行输液与药品的消毒,仔细检查注射器;严格执行无菌操作;在操作台工作区域内进行混合调配。

混合调配后,应当再次核对输液标签与药品名称、规格、用量,无误后方可调配下一袋输液。需检查:①输液成品有无沉淀、变色或者异物等;②轻轻挤压,有无渗漏现象,尤其是加药口;③对照标签内容对空西林瓶/安瓿的药名、规格、用量、数量等进行核查;④签章是否齐全。

(3)增设混合调配间内巡视员,在每天药品混合调配期间,安排一名工作经验丰富的质控小组成员进行巡视,对混合调配质量、核对质量进行监控、指正,发现任何违规问题如混合调配人员混合调配手法错误、混合调配操作不规范等,及时纠正处理。并将发现的问题整理后报告给PIVAS主任,定期对科室人员进行操作培训。除此之外,巡视员可以及时地为混合调配操作人员做后勤服务,协调混合调配进度,减少调配间内人员的来回走动,保证调配间内的无菌性。

(4)PIVAS成立初期是以临床科室为单位混合调配药品的,之后改进为按药品单品种混合调配,这样可缩短摆药过程中分筐的时间,且在混合调配过程中同一批次的同种药品由同一人混合调配,有利于混合调配的安全保障。

(5)一筐同种药品混合调配工作完成后,在筐内放入一支/瓶所加药品。这一规定便于成品核对人员进行核对操作,此方法明显减少了混合调配差错的发生,提高了核对工作的准确率和效率。

七、成品输液核对及打包装箱环节

核对及包装工作对保障药品混合调配质量起到至关重要的作用,成品输液核对包装是PIVAS内最后一道质量控制工序,是监督制约混合调配间内混合调配人员和辅助人员的重要监察环节,是临床患者安全用药的又一重要保障。

(一)成品输液核对包装工作制度

(1)核对包装间应为非洁净控制区,环境应保持安静、整齐、宽敞明亮。

(2)核对包装人员需由经过规范化培训且考核合格的专业技术人员担任,对核对后的成品输液质量负责。

(3)核对包装的成品输液必须有混合调配人员的签章,未签章的成品输液标签不得进行核对。

(4)成品输液的核对包装应按批次、科室、药品类别,定时定位放置。

(5)核对包装时严格按照成品核对标准操作规程进行。

(6)成品输液核对包装人员按时到岗,认真阅读交接班记录,成品输液核对前检查相关用物摆放是否合理,无误后方可开展成品输液核对包装工作。

(7)成品输液核对包装时,应当按照输液标签内容严格对成品输液进行核对,发现质量问题集中上报PIVAS主仟统一处理。

(8)经核对合格的标签条形码在电脑扫描核对后,用适宜的带有标识的专用箱按临床科室、批次进行装箱,之后加锁或者封条,转运至物流出口与工勤人员交接。

(9)成品输液核对包装工作结束后整理、清洁、消毒核对包装桌、转运车。

(10)成品输液核对包装人员按规定时间完成任务,每日对成品输液核对包装工作进行交接班,认真做好各项文字和电子记录。

(11)定期汇总核对包装差错,并对差错进行总结分析。

(二)成品输液核对标准操作规程及流程图

(1)成品输液送出调配间后,审核药师先人工审核成品输液的质量,核对时发现错误应及时通知混合调配人员,纠正错误,必要时重新混合调配。核对主要包括:

①检查输液袋有无裂痕,输液有无沉淀、变色、异物等;

②进行挤压试验,观察输液袋有无渗漏现象,尤其是加药口处;

③对照输液标签内容对所用输液和空西林瓶/安瓿的药名、规格、用量等进行核对;

④核对非整支(瓶)用量的患者的用药剂量和标识是否相符;

⑤各岗位操作人员签名是否齐全,确认无误后核对者签字。

(2)人工审核完毕,审核药师再将成品输液进行扫描,严格按科室进行分装并记录。确认各科室输液数量,如与电脑相符,则可进行分装步骤,如不符,则应找出相应原因,确认无误后再进行分装。

(3)成品输液使用专用包装袋包装,高警示药品使用专用送药箱,避光药品使用黑色避光袋包装,按临床科室放置于成品外送箱内,外送箱装至3/4时用塑料扎带穿孔密封。

(4)审核药师按科室、批次填写成品输液交接单,并在成品输液交接单上记录数量和发药时间并签字,将其与对应的输液一并移交至成品运送工勤人员。

成品输液核对操作规程及流程见图2-1-11。

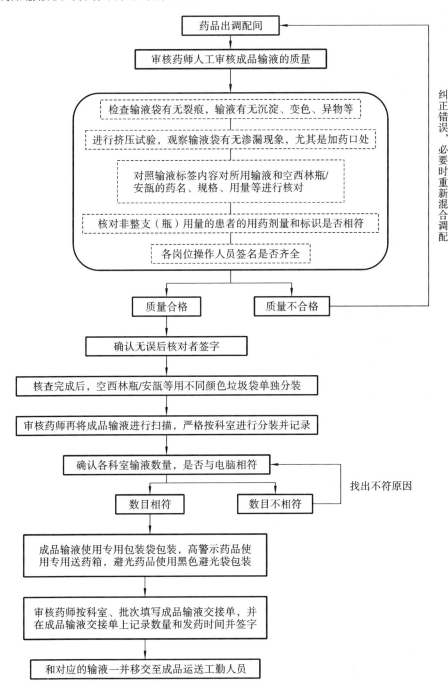

图 2-1-11　成品输液核对操作规程及流程

（三）成品输液核对及打包装箱改进

（1）成品输液核对工作改进，明确核对人员职责，细化核对人员以及辅助人员工作任务，提高核对准确性。核对人员首先对医嘱标签的用药合理性进行再次核对（包括剂量是否准确、溶媒是否合适、药品与溶媒的适宜性、药物的浓度是否符合规定、药品选择是否适宜、用药频次是否准确、配伍禁忌等），接着核对一筐成品输液中是不是同一种药品，以及核对医嘱标签上所加的药品是否和混合调配人员所放的药品相同，同时还要核对每包输液成品有无异物（包括胶塞碎屑、结晶或者不溶物），有无颜色异常以及是否有混合调配人员盖章。发现问题及时询问相应混合调配人员，必要时可以查看监控进行验证，确保成品输液的正确性。之后对成品输液进行扫描分装，区分出空包、退药、转科等状态。

（2）细化工作职责，为了杜绝混科现象，安排人员专门负责成品输液分装，加以身份识别，责任到人。早班人员根据电脑数据分批次汇总各个科室的混合调配总数，根据混合调配总数来核对装箱成品数量，避免出现混科的情况，减少成品装箱差错。

八、成品输液发放运送环节

成品输液发放运送是指将成品输液经过核对包装后发放运送到临床科室的技术服务过程。

（一）成品输液发放运送管理制度

（1）成品输液发放需在成品输液发放区进行，成品输液发放区为非洁净控制区，环境应保持安静、整齐、宽敞明亮。

（2）成品输液发放人员由经过规范化培训且考核合格的专业技术人员担任，运送人员由经过培训考核合格的工勤人员担任，对成品输液运送交接的质量负责。

（3）发放运送的成品输液必须经过核对包装，未经过核对包装的成品输液不得进行发放运送。

（4）成品输液的发放运送应按批次、科室，定时定位进行。

（5）发放运送人员严格按照成品输液核对标准操作规程进行。

（6）发放运送人员按时到岗，认真阅读交接班记录，检查发放运送用物准备是否齐全，无误后方可进行发放运送工作。

（7）成品输液发放人员要对已装箱的成品输液进行封箱张贴封条操作，交由工勤人员送至各临床科室。工勤人员需随身携带通信设备，保障规定时间内完成运送任务。

（8）运送的工勤人员应与临床科室护士做好交接工作，将临床护士签收后的交接单送回给 PIVAS 人员。

（9）成品输液发放运送过程中发现质量问题集中上报 PIVAS 主任统一处理。

（10）成品输液发放人员负责成品输液发放结束后的整理、清洁、消毒工作。

（11）成品输液发放人员应按规定时间完成任务，每日对成品输液发放工作进行交接，认真做好各项文字记录并签名。

（12）定期汇总成品输液发放配送差错，并对差错内容进行统计分析。

（二）成品输液配送改进

成品输液打包装箱配送至科室后，科室护士签收药品时，常发现有药袋或者药品破损、漏液、出现混科或者科室配送错误的情况。针对这类情况,我院 PIVAS 做出了如下改进。

(1)针对药品破损或者成品输液破损漏液的改进:①混合调配时,操作人员挤压输液袋检查是否漏液,选择合适注射器正确进针,减少穿刺次数。②使用空包药品用专用药品箱配送,尽量避免药品在运送过程中破损。各科室空包以及成品输液进一步规范整齐摆放,使下层药品受力均匀,减少不必要的破损。③针对药袋破损的情况,及时记录破损药袋,实数报损,并将情况汇报给相关责任人,以期提高输液药袋质量。④部分临床科室空包药品数量多,如果积压到用药当天的早晨集中配送,配送压力大,为了节省配送时间,可以和临床科室进行沟通,提议部分用药量大的科室空包药品在用药前一日下午配送,此举既可以减轻用药当日早上配送人员的配送压力,又可避免由于药品积压,导致底部药袋破损情况的出现。

(2)针对混科、科室配送错误的改进:①增加配送人员,并根据楼栋和科室分布情况合理划分配送科室,减少配送出错的情况发生;②配送时扫描配送箱科室二维码,临床护士扫描科室二维码接收,只有当双方信息都匹配时才能完成配送工作;③加强配送人员对医院科室分布的熟悉程度。

(3)对装好箱的药品加封条,进行封箱。配送人员将成品输液送到临床科室时应与临床科室护士完成交接手续,临床科室护士填写 PIVAS 临床科室送药数目登记表并进行签字确认,完成后交由工勤人员带回 PIVAS 留存备查。

(刘晶 郑建灵 李盛飞 覃艳丽)

第二节 精细化管理,降低感染风险

PIVAS 是一种集中管理模式,它将原来分散在不同临床科室静脉用药配制工作转为在药学监护下集中审核、摆药、调配、核对、分发。与传统配药模式相比,PIVAS 能减少临床科室治疗室洁净度不达标造成感染、环境嘈杂或者护士工作强度大增加操作失误导致用药风险等情况的发生。作为全院住院患者的用药核心部门,PIVAS 是个高风险、高强度、高压力的部门,如果感染管控工作不规范,一旦发生感染,则可能引发大范围的群体性感染事件。因此,保证配液质量和患者输液安全的同时,加强 PIVAS 的感染管控是本部门持续监测的另一个重点。我院 PIVAS 根据《静脉用药调配中心质量管理规范》《静脉用药调配中心建设与管理指南(试行)》以及部门相关规章制度制订了一套完整的感染管控制度,包括人员管理、感染管控、区域清洁与感染监测、医疗废物处理等,确保各项制度都落到实处,每一步操作都符合标准操作规程,最大限度避免医院感染事件发生。

一、人员管理

第一,加强人员自身管理,PIVAS 医务人员必须每年进行一次健康体检,健康合格方可进行相关工作。

第二,加强人员职业防护,按要求正确穿戴防护服、一次性橡胶手套、一次性医用口罩等防护用品,提高混合调配人员自我防护意识,严格管理并监督指导人员按要求操作。

第三,加强人员无菌操作的培训与监管,加强 PIVAS 人员手卫生监测,手卫生是预防和控制感染最简单、最有效、最经济、最基础的方法。通过手卫生监测项目的实施,不仅可以使医院感染降低 40%,还能减少 30%～40% 的耐药菌感染。PIVAS 是院感管控监测的重要部门之一,病原菌的传播媒介主要来源于工作人员的手,因此,严格执行手卫生制度可在一定程度上减少和预防院感的发生。为了有效降低医院感染率,PIVAS 制订了如下手卫生质量控制措施及监测体系。

(1)强化员工的手卫生意识,由 PIVAS 主任对手卫生知识及其管理制度进行集中培训。并要求 PIVAS 员工在穿脱洁净服前后、无菌操作前后、触碰可疑污物后或个人生理需求后均应严格按照"七步洗手法"洗手。

(2)每月进行"七步洗手法"操作规范培训,并利用交接班时间抽查演练洗手步骤。每个洗手池旁张贴七步洗手法示意图(图 2-1-12),"内、外、夹、弓、大、立、腕"的简易口诀要求人人掌握。定期对部门员工进行手卫生理论考试以及"七步洗手法"操作考核。

(3)加强本部门员工手表面微生物检测,采样方式为随机采样,以保证手卫生监管过程的连续性和动态性,强化洗手效果。每月对微生物检测数据进行汇总分析,不达标情况及时整改。

(4)完善洗手设施,采用流动水和非手触式水龙头,配备专用洗手液、干手纸巾和废纸篓,洗手不便时放置快速手消毒剂。

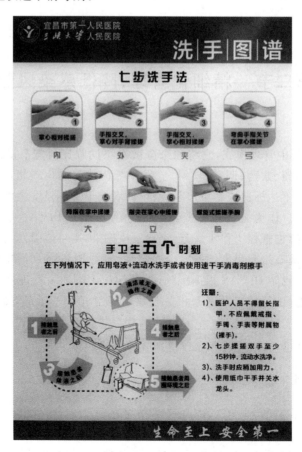

图 2-1-12　七步洗手法

二、感染管控

医院感染管理科是PIVAS感染管控监测的具体执行部门,由药学部主任、医院感染管理科科长、PIVAS主任、感染管控监测员组成PIVAS感染管控小组,PIVAS内部员工协作执行,所有员工都有责任执行相应的感染管控措施。同时成立科室质量控制小组,质量控制小组对每天的混合调配质量、混合调配规范、卫生质量、核对质量等进行总结,并定期组织相关预防感染控制、保证输液质量的培训。设置安全管理目标及健全的操作规范,工作人员定期接受强化管理培训。

PIVAS内部的监测员定期对PIVAS医院感染情况进行检查记录,每月进行汇总分析,PIVAS主任每月召开质量安全会议,对发现的问题及时进行处理,医院感染管理科定期到PIVAS监督检查,对不符合规范之处及时进行反馈,不断完善PIVAS的感染管理。

三、区域清洁与感染监测

静脉输液直接进入人体血液循环,对药物的安全性要求极高,而PIVAS的洁净环境对药物安全性的影响极大,所以对PIVAS洁净区环境的监测是确保输液质量安全的关键,同时也是预防和控制医院感染的重要环节。

我院PIVAS洁净区内净化系统严格按照GMP标准进行管理。调配工作开始前30 min启动空气净化系统,并开启紫外灯进行消毒灭菌,当天调配工作结束后再次开启紫外灯对水平层流洁净工作台和生物安全柜照射灭菌30 min。

混合调配人员进入洁净区时需按照规范要求在一次更衣室换鞋、洗手,在二次更衣室穿防护服、戴手套、佩戴口罩等防护用品后方能进入混合调配间,避免头发、非洁净控制区衣物裸露在外。在混合调配过程中减少不必要的走动和频繁进出,并养成良好的卫生习惯。

洁净区的卫生管理严格执行"日、周、月"清洁制度,即洁净区及层流系统的每日清洁消毒、每周五大扫除和每月末彻底清洁消毒制度。每日混合调配工作结束,混合调配人员需按照标准操作规范对生物安全柜/水平层流洁净工作台从上到下、从内到外进行消毒擦拭,对座椅地面进行清洁;每周对门、窗等进行清洁,必要时用消毒剂擦拭消毒;每月对天花板、墙面公共设施进行一次彻底清洁或消毒。每日工作结束后及时清场,各种废物必须每日清理,并有相应的工作记录和操作者签名以备查验。按照规定对消毒剂进行定期更换,以防止细菌耐药。清洁消毒用具专区专用,避免交叉污染。

定期对PIVAS净化系统及其核心设备进行专业维护、保养和检修,并对科室层流系统维护成员进行培训,维护人员严格执行设施、仪器、设备维护保养制度,做好日常维护保养工作。

洁净区应每日至少进行一次整体的常规性巡视检查,以确认各种仪器设施与设备处于正常工作状态。水平层流洁净工作台和生物安全柜应每年进行一次各项参数的检测,并根据检测结果进行维护和调整。定期检查水平层流洁净工作台预过滤器的无纺布滤材,进行清洁消毒或更换。由专业人员每个月对调配间内空气沉降菌进行一次检测,每3个月对水平层流洁净工作台、生物安全柜等物体表面进行一次微生物检测,每年检测一次尘埃离子。检测指标结果不合格时,应及时更换高效空气过滤器,并请具有专业资质的企业协助完成,更换后再次进行检测,合格后方可使用。

做好PIVAS净化系统的养护工作,责任到人。新风机组风口滤网,每个星期清洁检查一次;初效过滤器,每个月清洁检查一次,如发现污染和堵塞应及时更换;中效过滤器,每2个月清洁检查一次,如发现污染和堵塞应及时更换;末端高效过滤器,每年清洁检查一次。高效过滤器更换后应及时对洁净区进行洁净度检测,合格后方可投入运行使用。消毒回风口每日擦拭,每年更换一次,如遇特殊污染,应及时检查更换,并用消毒剂擦拭回风口内表面。

感染监控管理工作由专人负责,感染管理人员每月对洁净区空气、操作台、物品表面、工作人员的手套和指尖进行采样送检,并将监控结果纳入科室的综合质量考评。

四、医疗废物处理

根据《医疗废物管理条例》相关规定,医疗废物指医疗卫生机构在医疗、预防、保健以及其他相关活动中产生的具有直接或者间接感染性、毒性以及其他危害性的废物。医疗废物含有大量致病菌和有害物质,处理不当不仅危害环境,还会对医务人员身体健康造成重要影响。

PIVAS产生的医疗废物分为感染性废物、损伤性废物、药物性废物和化学性废物四类,主要包括变质过期药品、残留药液及废弃的危害药品、玻璃安瓿、注射器针头、针筒、废弃的消毒剂、使用后的一次性医疗用品等。我院统一使用的医疗废物包装袋均为黄色聚乙烯塑料袋,并标注有医疗废物分类标识,针对不同种类的医疗废物在分类标识前进行勾选以示区分。由于PIVAS工作环境的特殊性,每日混合调配完成后会产生大量废弃的注射器,处理时应将注射器毁形后放于感染性废物中,注射器针头放入专用利器盒内;混合调配危害药品所用物品放于药物性废物中,并在外包装贴上危害药品专用标识;使用过的一次性口罩、手套、帽子、垫巾等按感染性废物进行处理,并装入医疗废物包装袋中。

对于医疗废物的处理,分类收集是关键,切忌将不同种类的医疗废物混合收集。当医疗废物容量达到包装袋或包装容器的3/4时,即可封口包装,盛装医疗废物的包装袋或包装容器外部需用专用扎口绳进行扎口密封,并贴上标签,标签内容包括医疗废物的名称、重量、产生科室、产生日期及需要特别说明的内容。若医疗废物包装袋或者包装容器的外表面被感染性废物污染时,应对被污染处进行消毒处理或增加一层包装。盛装医疗废物的包装袋或包装容器均为一次性用品,不得重复使用。

我院对于医疗废物的处理有严格规定,并指派专人负责,医疗废物运送人员在接收医疗废物时,应检查外观是否按规定进行包装、标识,并盛装于周转箱内,不得自行打开包装袋取出医疗废物。对包装破损、包装外表面有污染或有未盛装于周转箱内的医疗废物,医疗废物运送人员应当重新包装、标识,并盛装于周转箱内。我院PIVAS建立了医疗废物专用通道,产生的医疗废物需从专用通道运出并交由专人运送至医疗废物暂存点,并做好交接记录。

医疗废物的处理是院感管控的重要一环,处理不当可能会引发大规模院感的发生,我们深知其危害性,所以对PIVAS内部医疗废物的处理尤为重视,注重细节管理和全程管理,将一切可能引发院感的因素降至最低。结合实际情况,为使PIVAS医疗废物的分类无误,PIVAS主任对此做了专项培训,提高了全员对医疗废物的认知,确保PIVAS内部医疗废物的处理完全符合规范。

(李盛飞 贾亮亮)

第三节　PIVAS 混合调配操作规范

PIVAS工作的科学化、规范化开展是保证患者安全用药的前提。混合调配工作要求人员必须做到严谨、严格、认真并且具有扎实、丰富的药理知识和熟练的无菌操作技术、很强的责任心。我院参考《静脉用药调配中心建设与管理指南(试行)》制订了PIVAS混合调配操作规范。

一、静脉用药集中混合调配操作规程

(一)混合调配操作前准备工作

(1)在调配操作前30 min,按操作规程启动调配间净化系统以及水平层流洁净工作台和生物安全柜,并确认其处于正常工作状态。

(2)个人防护用品。洁净区专用鞋、洁净隔离服、一次性口罩与帽子、无粉乳胶手套或丁腈手套等。危害药品调配的个人防护用品要求参照第二章第四节相关内容。

(3)药品、物品物料准备。按照操作规程洗手更衣,进入调配间,将摆放药品的推车放在水平层流洁净工作台或生物安全柜附近指定位置,并准备调配使用的一次性物品物料:注射器、75%乙醇、碘伏、无纺布、利器盒、医疗废物包装袋、砂轮、笔等。

(4)水平层流洁净工作台和生物安全柜消毒。用蘸有75%乙醇的无纺布,从上到下、从内到外进行消毒擦拭。

(二)混合调配操作

调配操作前核对:操作人员应按输液标签核对药品名称、规格、数量、有效期和药品外观完好性等,核对无误后再进行混合调配。

选用适宜的一次性注射器,检查并拆除外包装,旋转针头连接注射器并固定,确保针尖斜面与注射器刻度处于不同侧面。

将药品放置于水平层流洁净工作台操作区域,用75%乙醇消毒基础输液袋(瓶)加药口处、药品安瓿颈或西林瓶胶塞等。

(1)调配注射液,应在水平层流洁净工作台侧壁打开安瓿,避免朝向人或高效过滤器方向,以防药液喷溅到人或高效过滤器上,用注射器抽取所需药液量,注入基础输液袋(瓶)内轻轻摇匀。

(2)调配粉针剂,用注射器抽取适量溶媒注入西林瓶内,轻轻摇动或置于振荡器上助溶,待完全溶解后,抽出所需药液量,注入基础输液袋(瓶)内轻轻摇匀。

(3)所有抗菌类药品与危害药品均应在生物安全柜中进行,普通输液与肠外营养液均应在水平层流洁净工作台中进行,并按相应操作规范进行调配。

(三)混合调配操作结束后

(1)应再次按输液标签核查药品名称、规格、有效期,以及注意事项的提示性注解或标识等,并核查抽取药液的用量及已调配好的成品输液是否有絮状物、微粒等,核查无误后在输液标签上签名或盖章。

（2）将调配好的成品输液以及空安瓿或西林瓶传送至成品输液核查区，进入成品输液核查包装程序。危害药品成品输液应在调配间内按操作规程完成核查程序。

（3）每日调配结束后，应立即全面清场，物品归回原位，清除废物，按清洁、消毒操作规程进行全面的清洁、消毒，并做好记录与交接班工作。

（4）按照更衣操作流程出调配间。

混合调配流程见图 2-1-13。

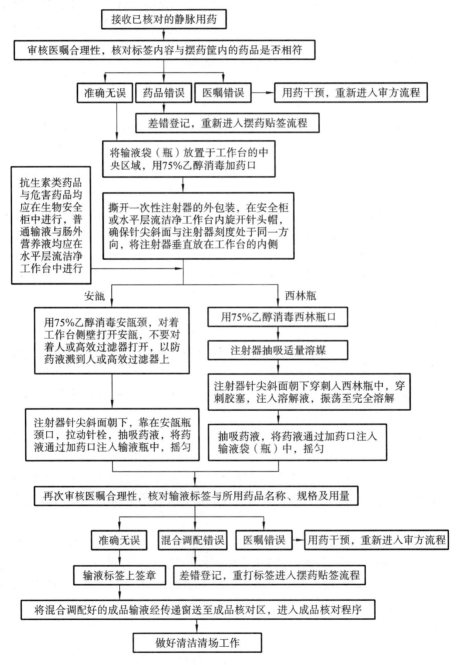

图 2-1-13 混合调配流程

二、混合调配注意事项

(1)每个相邻水平层流洁净工作台为一组进行混合调配,进行双人互相核对;不得进行交叉调配操作,即在同一操作台面上,不得同时进行两组或两组以上药品混合调配操作。

(2)严格执行无菌操作规程,按照规范要求洗手,无菌手套不能代替洗手过程。

(3)混合调配操作时,非整支(瓶)用量应在输液标签上明确标注其实际用量,以便核对。

(4)肠外营养液、危害药品、高警示药品和某些特殊药品混合调配非整支(瓶)用药量计算时,应当实行现场双人核对与签名。

(5)操作台中物品摆放应规范、合理,避免跨越无菌区域。

水平层流洁净工作台大件物品放置相距不小于15 cm,小件物品相距不少于5 cm,距离台面边缘不少于15 cm,物品摆放不得阻挡洁净层流,距洁净台后壁不少于8 cm;生物安全柜内所有操作应在离工作台外沿20 cm,内沿8~10 cm并离台面10~15 cm区域内进行,药品或物品不得阻挡生物安全柜散气孔,操作前将防护玻璃下拉至指定位置。

(6)调配操作以及清洁、消毒过程,应防止任何药液溅入高效过滤器,以免损坏器件或引起微生物滋生。

(7)每完成一组(批)混合调配操作后,应立即清场,用蘸有75%乙醇的无纺布擦拭台面,不得留有与下一批调配无关的药品、余液、用过的注射器和其他物品。

(8)混合调配抽吸药液时,抽液量不得超过注射器容量的3/4,防止针筒脱栓。

(9)混合调配操作时使用的物品、药品有污染或疑似污染时,应当立即更换。

(10)多种药品混合调配操作过程中,应当根据临床需求和各药品的理化性质,评估确定多种药品混合配伍的安全性,并决定调配流程与混合调配顺序。如果输液出现异常或药品配伍、操作程序有疑点时,应停止调配,报告主班药师,确认无误后方可重新调配并记录。

(奚炜 向春艳)

第四节 危害药品混合调配操作规范

为规范危害药品调配操作规程,确保成品输液质量,保障患者合理用药,防止调配操作的药学人员职业暴露和污染环境,依据相关法规和参照《静脉用药调配中心建设与管理指南(试行)》,制订危害药品混合调配操作规范。

一、危害药品混合调配操作规程

(一)混合调配操作前准备工作

(1)按混合调配操作规范相关规定,启动调配间和生物安全柜净化系统,并确认其处于正常工作状态。

(2)危害药品摆药工作。戴双层无粉乳胶或丁腈手套摆药,拆除外包装,有条件的在负压操作台内拆包,再经风淋或75%乙醇清洁外表面后传入危害药品调配间,每连续操作30 min更换一次手套。

(3)个人防护用品。除按混合调配操作规范准备相关物品外,还应配备溢出处理包,用于危害药品溢出处理。

(4)更衣操作注意事项。

①按照操作规程洗手更衣,戴N95口罩、一次性帽子、护目镜,穿危害药品调配专用鞋和连体防护服,防止皮肤与头发暴露。

②戴双层无粉乳胶手套或者丁腈手套,内层手套应戴在防护衣袖口内,外层手套应戴在防护衣袖口外,确保手套和防护衣之间没有手腕皮肤暴露。

③每连续操作30 min应更换手套。操作过程中,出现手套破损时,应立即更换。

④用过的一次性防护服、口罩、帽子、手套等物品,应当按照医疗废物管理规定,在调配间内放入黄色医疗废物包装袋扎紧,注明警示标识,从医疗废物传递窗传出放置于医疗废物暂存间交给医疗机构统一处理。包装袋内医疗废物达到3/4时,应当使用一次性封条扎紧。

(二)混合调配操作

按照混合调配操作规范及以下规定操作。

(1)在生物安全柜台面中央铺一块医用吸附垫。

(2)混合调配操作前,应按输液标签核对药品名称、规格、数量、有效期和药品包装完好性,核对无误后方可进行混合调配操作。

(3)按照用药医嘱,对非整支(瓶)用量,计算实际抽液量后,操作人员按实际用量抽取,并由双人核对确认与签名,在输液标签上有明显标识。

(4)混合调配操作应严格执行负压无菌技术。

(5)轻弹安瓿顶端,确保顶端没有残留的液体,用乙醇棉片单向擦拭安瓿颈,将安瓿掰开,抽取安瓿内药液时,注射器针尖斜面/侧孔应朝下,紧靠安瓿颈口抽取药液,抽取药液量不宜超过注射器容量的3/4,且药液中不得出现气泡,以免影响吸取药液量的准确性。

(6)用乙醇棉片单向擦拭西林瓶口消毒,溶解西林瓶粉针剂时,用注射器抽取适量溶媒,沿瓶壁缓慢注入西林瓶内,适当静置,待内容物润湿后,水平面内摇匀,全部溶解混匀无明显泡沫后,用同一或新注射器抽出药液,西林瓶操作中必须保证瓶内等压,禁止主动补气和大力抽拉针栓。

(7)混合调配完成后,将注射器整体丢进利器盒中。其他废物用黄色医疗废物包装袋单独包装扎紧,注明危害药品废物标识,按规定交由医疗机构统一处理。

(三)混合调配操作完成后

(1)每组混合调配操作完成后,再次按照输液标签,核对药品名称、规格、用量、抽取药液量的计算、临床使用注意等,准确无误后,操作人员和核查人员双签名或盖章,并再次清洁消毒输液袋(瓶)表面和加药口,用专用密封袋单独包装密封,并注明危害药品警示标识后传出调配间。

(2)清场、清洁、消毒按照混合调配操作规范有关规定执行。

二、危害药品混合调配注意事项

(一)药品接收

(1)运送危害药品包装及小包装应使用专用周转容器,并有危害药品警示标识。

(2)如危害药品包装有破损,按危害药品溢出应急预案处置。应妥善包装,再放置于专用周转容器中退还库房,并做好记录。

(二)药品储存

(1)对于危害药品,PIVAS应按高警示药品的管理要求进行管理和储存,并有统一的高警示药品标识。

(2)危害药品应在专区或专柜单独安全储存,应每日清点,发现账物不符,立即查找原因、汇报结果,并做好记录。

(三)审核用药医嘱

(1)应按照用药医嘱审核有关规定执行。

(2)审核用药医嘱应特别关注以下几点:

①审核选用药品与患者临床诊断是否相符,有无禁忌证。

②应根据患者体表面积或肝肾功能计算药品剂量是否适宜。

③对需要进行抗过敏预处理或水化、碱化治疗的患者,核查是否有相关预处理的用药医嘱。

(四)核对输液标签

(1)药师应综合考虑药品稳定性、滴速、相互作用、用药顺序等因素,合理安排用药医嘱调配批次。

(2)危害药品输液标签,应有在临床使用时需要特别提示的注意事项。

(五)补充药品与核对

(1)摆药区补充危害药品时,操作人员应戴一次性手套和口罩。

(2)用过的口罩和手套等,应按医疗废物处理规定处置。

(六)成品输液发放与运送

(1)将包装好的成品输液,分病区、整齐放置于有危害药品警示标识的专用周转容器内,按照成品输液发放与运送的有关规定执行,并与病区护士签名交接。

(2)易产生泡沫的危害药品成品输液,应放置于单独容器内或单独运送。

(3)运送过程中需配备危害药品溢出处理包。

(金桂兰　郑素)

第五节　肠外营养液混合调配操作规范

为规范肠外营养液混合调配操作规程,确保肠外营养成品输液质量,保障患者合理用药,我院 PIVAS 参照相关规章和《静脉用药调配中心建设与管理指南(试行)》,制订了肠外营养液混合调配操作规范。

一、肠外营养液混合调配操作规程

(一)混合调配操作前准备工作

(1)参照混合调配操作规范准备前期工作,启动混合调配间净化系统和水平层流洁净工作台,并确认其处于正常工作状态。

(2)个人防护用品:洁净区专用鞋、洁净区隔离服、一次性口罩和帽子、无粉乳胶手套或丁腈手套等。

(3)其他物品:一次性静脉营养输液袋、挂钩、网套等。

(4)按照操作规程洗手更衣,进入混合调配间,将摆放药品的摆药车推至水平层流洁净工作台附近指定位置。

(二)混合调配操作

混合调配前核对:操作人员应按输液标签核对药品名称、规格、数量、有效期和药品包装完好性,检查一次性使用静脉营养输液袋完好性,确认无误后,再进行混合调配。

肠外营养液混合调配操作顺序:

①加入药品前,关闭一次性静脉营养输液袋上除截流夹以外的所有输液管夹。

②将磷酸盐加入氨基酸或高浓度葡萄糖注射液中。

③将其他电解质、微量元素加入葡萄糖注射液或氨基酸注射液内,注意不能与磷酸盐加入同一稀释液中,钙和镁不能加入同一稀释液中。

④将水溶性维生素加入无电解质的葡萄糖注射液或脂肪乳注射液中,脂溶性维生素加入脂肪乳注射液、0.9%氯化钠注射液或者葡萄糖注射液内,复合维生素可加入 5%葡萄糖注射液或脂肪乳注射液中,轻轻摇匀。

⑤药品加入一次性静脉营养输液袋顺序:先加入氨基酸或含磷酸盐氨基酸注射液,再加入除脂肪乳注射液之外的其他液体。加入药液时要不断缓慢按压输液袋,使药液充分混匀。待上述注射液全部注入静脉营养输液袋后,及时关闭相应两路输液管夹,防止空气进入或液体流出。检查一次性静脉营养输液袋内有无混浊、变色、异物以及沉淀物生成。

⑥最后注入脂肪乳注射液,边加边缓慢轻压袋体,待脂肪乳注射液全部注入一次性静脉营养输液袋后,及时关闭输液管夹,防止空气进入或液体流出。

⑦竖直一次性静脉营养输液袋,使加药口向上,拆除加液管,通过挤压袋体排尽空气后关闭截流夹,将无菌帽套于加药口上。

⑧悬挂一次性静脉营养输液袋,检查是否有渗出、沉淀、异物、变色等异常情况。如有异常情况,应废弃并重新调配,及时查找原因并记录。

⑨调配完成后的肠外营养成品输液标签应注明总容量、成分、注意事项、建议输注时限和有效期等。

⑩药师检查核对时应仔细查看有无发黄、变色、混浊、沉淀等现象,如有则报 PIVAS 主任进入报废流程。核对结束后,将静脉营养输液袋装入避光袋中交给临床科室,临床科室护士使用前需再次检查成品质量相关问题。临床科室应在 24 h 内使用完毕,避免阳光直射。如不是立即使用,则应放入冰箱中冷藏(4~10 ℃)保存,输注前,室温预热 1 h。

(三)混合调配操作注意事项

混合调配肠外营养液,应在水平层流洁净工作台内操作。

严格按照操作规程进行混合调配操作:

①钙制剂和磷制剂未经充分稀释不能直接混合。因为钙制剂和磷制剂混合易生成磷酸氢钙沉淀,特别是氯化钙和无机磷酸盐更容易形成沉淀,该沉淀在脂肪乳剂加入后不易被发现,输入人体后会导致肺栓塞等严重不良反应。为减少磷酸氢钙沉淀的生成,应控制钙、磷浓度(钙磷离子浓度(mmol/L)乘积<72),钙制剂宜选用葡萄糖酸钙,磷制剂宜选用有机磷制剂。

②钙与镁不可加入同一载体中,避免生成沉淀。

③葡萄糖注射液不宜直接与脂肪乳注射液混合,以免影响其稳定性。

④电解质不能直接加入脂肪乳注射液中,以免破坏乳滴稳定性,导致破乳。

⑤多种微量元素注射液与甘油磷酸钠注射液,应分别加入两瓶氨基酸,避免局部浓度过高发生变色反应。

⑥如需加胰岛素和肝素钠,则单独加在葡萄糖注射液或氨基酸注射液中。

如果有非整支/瓶用量,应双人复核,并在输液标签上有明显标识,以便核对。

(四)调配操作结束后

(1)按照混合调配操作规程有关规定进行操作。

(2)每组、每日混合调配操作完成后,应立即清场、清洁工作台台面,无遗留物。针头等放入利器盒,医疗废物置于黄色医疗废物包装袋中。

(3)按照操作规程进行清洁、消毒工作。

(4)做好相关工作记录。

二、注意事项

(1)肠外营养液调配时应注意:

①营养评估确认患者是否需要或适合使用肠外营养液。

②审核肠外营养用药医嘱是否适宜准确。主要评估以下内容(成人用量)。

a.每日补液量控制,一般按以下原则计算:按体重计算,第一个 10 kg,补 100 mL/kg;第二个 10 kg,补 50 mL/kg;20 kg 以上,补 20 mL/kg;发热患者超过 37 ℃,每升高 1 ℃一般宜每日多补充 300 mL。

b.糖脂比为(1~2):1;热氮比为(100~200):1。

c.不推荐常规加入胰岛素,必须加入时按照(10 g 葡萄糖:1 U 胰岛素)加入。

d.电解质限度:一价阳离子(Na^+、K^+)不超过 150 mmol/L;二价阳离子(Ca^{2+}、Mg^{2+})

不超过 10 mmol/L。

e.丙氨酰谷氨酰胺应至少与 5 倍体积的载体混合。

(2)成品输液核查、包装与发放时应注意：

①重点检查肠外营养液质量,如有无变色、分层、破乳等。

②检查输液管夹、截流夹是否关闭,无菌帽是否已套上,输液袋是否有渗漏等。

③核对非整支(瓶)用量药品标记是否完整清晰,计算是否正确。

④肠外营养液应用专用包装袋单独包装,与电解质等其他成品输液分开,以避免交叉污染。包装时一般每包 2～3 袋为宜,应轻拿轻放,避免重压。

(3)成品输液运送与交接时应注意：

①用专用周转容器包装运送,避免重压及剧烈晃动,以防输液管夹与截流夹松动。

②与病区护士交接时应注意输液管夹、截流夹是否处于关闭状态、液体是否有渗漏。

③如有注意事项或其他特别交代事宜的,应在输液标签上注明或用书面咨询书形式交代清楚。如有必要,应当面告知护士。

(刘晶　徐凤琴)

第六节　新生儿肠外营养液混合调配操作规范与监管模式

一、概念

新生儿肠外营养液,是指将葡萄糖、氨基酸、电解质、脂肪乳等混合,专门用于新生儿患者的肠外营养液。新生儿尤其早产儿营养需求量高,但消化吸收和代谢功能相对有限,在疾病情况下容易发生胃肠道功能障碍,许多重症患儿甚至不能经口进食。摄入量不足、机体组织受损、分解代谢旺盛及蛋白质/糖原消耗增加,极易造成负氮平衡,致使血浆蛋白降低、抗体形成减少,甚至出现恶病质,严重影响疾病恢复与生长发育,在早产儿、小于胎龄儿还可影响大脑细胞发育,导致永久性脑损伤,因此新生儿期的营养支持疗法特别重要。

新生儿肠外营养作为新生儿不能或不完全能够耐受肠道喂养时的营养补充,早产低出生体质量儿、先天性消化道畸形、获得性消化道疾病如新生儿坏死性小肠结肠炎、短肠综合征等都需要肠外营养。目前推荐肠外营养均应使用"全合一"的输注方式,即将所有营养成分在相对无菌条件下混合于一个容器中经静脉输注。其优点突出,可以减少肠外营养液的相关并发症,有助于各种营养素的利用,并节省费用、便于护理。

《先天性心脏病患儿营养支持专家共识》指出,肠外营养支持可以帮助先天性心脏病新生儿尽早顺利康复。为新生儿提供肠外营养支持是保证患儿存活并改善其生长发育的关键。新生儿肠外营养液配方根据新生儿生理日需量制订,质量要求极高,如果 PIVAS 混合调配人员在操作过程中漏加药、重复加药、加药剂量不准确,造成肠外营养液质量不合格,将对新生儿造成极大威胁。因此,构建新生儿肠外营养液的混合调配规范与监管模式,建立新生儿肠外营养液质量监控管理制度,为新生儿提供安全、有效的肠外营养支持治疗,具有重要意义。

二、新生儿肠外营养液的混合调配规范

药物的混合调配方法与普通肠外营养液的混合调配方法相类似,但是由于新生儿用药的特殊性,在混合调配过程中要特别注意操作规范和计量准确性,调配的具体流程如下:

(1)参照混合调配操作前的准备工作,消毒操作台。

(2)准备好需要配备的新生儿营养液药物及相应辅助医疗器具,如调配使用的一次性物品物料:不同规格的注射器、75%乙醇、无纺布、利器盒、医疗废物包装袋、生活垃圾袋、砂轮、笔、计算器等。

(3)实行双人调配制度:一名调配人员对新生儿医嘱标签溶媒及剂量进行审查核对,全程监督另一操作人员的混合调配过程并做好辅助工作。

(4)混合调配人员按照标准顺序配备新生儿肠外营养液。

混合调配操作顺序如下:

①先用适量葡萄糖注射液溶解水溶性维生素。

②再将电解质溶液(如10%浓氯化钠、50%葡萄糖注射液、10%氯化钾注射液)按医嘱剂量加入葡萄糖注射液中充分混合均匀。

③药品加入新生儿肠外营养液顺序:按医嘱剂量先加入小儿氨基酸注射液,再加入除脂肪乳注射液之外的其他液体。加入药液时要不断缓慢按压输液袋,使充分混匀。待上述注射液全部注入静脉营养输液袋后,检查一次性静脉营养输液袋内有无混浊、变色、异物以及沉淀物生成。

④最后注入医嘱剂量的脂肪乳注射液,边加边缓慢轻压袋体。在新生儿静脉营养液混合调配结束后,要对静脉营养液质量进行检查,包括有无油滴、分层、析出、沉淀、营养液颜色的改变,检查乳剂的均匀度等,确保肠外营养液的稳定有效。

混合调配过程中的注意事项包括:①药物、人员和环境:要求满足肠外营养液的无菌性、稳定性;要求混合调配人员按照肠外营养液的混合调配顺序进行;要求正确计算所加药品的剂量,并有双人对所加药品剂量与医嘱剂量进行核对。②新生儿营养液瓶贴上全部信息:新生儿的姓名、床号、药物名称和剂量以及混合调配的日期、时间,调配人员、核对人员签章等。

三、新生儿肠外营养液成品质量监管模式

(1)对于新生儿肠外营养液的混合调配,我们制订"专人摆药,专人核对,专人混合调配,专人复核"的专项管理制度,即每天排班安排专人根据医嘱标签摆药,摆药后由专人进行核对,核对完成后由专人进行混合调配,混合调配时由专人全程核对。

(2)由于液体装量有差异,以及用注射器多次抽取液体时会产生操作误差,为了更严格的执行医嘱用量,可使用新生儿肠外营养液专用输液袋,可以严格按照医嘱用量向营养袋里注入液体以及其他药物,这样能更精准地混合调配新生儿肠外营养液,能更好地保证新生儿的用药安全。

(3)采用称重法对新生儿肠外营养液成品的混合调配准确性进行复核。通过测定新生儿肠外营养液医嘱中单品种药品的体积重量转换值及新生儿肠外营养液外包装的平均重量,统计配制新生儿肠外营养液的平均误差率,以复核新生儿肠外营养液成品重量的准

确性。

　　规范化的调配操作以及有效的监督管理,提高了我院 PIVAS 调配新生儿肠外营养液的操作精确度,有效拦截了调配误差偏大的新生儿肠外营养液成品,保证了新生儿的精准用药、安全用药。

（赵恒　李盛飞　杨婷婷）

第二章　药品质量管理实践

相对于一般商品而言,药品具有其特殊性,药品质量的好坏直接关系到患者生命健康。因此,药品质量管理是医院药学工作的关键环节。

PIVAS 是顺应医院药学发展之路,在新的医疗体系下出现的一个药学部门。作为医院药学部的一个重要部门之一,PIVAS 负责了全院几十个病区住院患者的静脉药物调配工作,通过让药师参与临床医嘱的审核工作,有效保障了静脉输液的安全,提升了全院的整体医疗质量和医疗水平。

由于 PIVAS 自身的特殊性,涉及的药品主要为注射用粉针剂和水针剂,用药范围涵盖呼吸系统、心血管系统、血液系统、消化系统、内分泌系统、泌尿系统、神经系统等各方面。PIVAS 药品种类繁多,存在部分药品有不同的剂型和规格、不同种类药品“看似、听似”、某些药品对储存条件有特殊要求、药品效期管理具有一定的时效性以及库存管理对账物相符率的要求等问题,无形中增加了 PIVAS 药品管理的难度。因此,我院在实际工作中不断摸索总结,尽可能优化现有的药品质量管理模式,从细节做起,加强药品的全程质量管理,全方位保障 PIVAS 的药品质量,提升了全院的药物治疗水平。

鉴于 PIVAS 的药品质量管理面临的诸多现状,我院从实际工作流程出发,采取了一系列管理措施来保障本部门的药品质量,确保管理安全有序、标准规范。例如对于不同厂家同种规格的同种药品,因为规定要求药品必须使用通用名,因此我们在药品通用名前加上“A”和“B”以示区分;用于止血的白眉蛇毒血凝酶冻干粉针剂有 1 单位和 0.5 单位两种规格,极易混淆,对于此类药品我们分别在药品标签上贴上醒目的“一品多规”标识以示提醒;小儿复方氨基酸注射液(18AA-Ⅰ)(20 mL)和复方甘草酸单铵注射液(20 mL)药品内包装极其相似,对于这类标签相似的药品,我们除了在药品标签上贴“看似、听似”标识外,还在摆药盒内分别放置药品外包装以起到双重警示作用;对于碘解磷定注射液、盐酸氯丙嗪注射液等临床用量少但必须配备的急救药品,最大的问题在于有效期问题,所以我们在此类药品标签上贴上警示标识,并采取一系列改进措施来减少近效期药品的产生,优化效期管理模式;不同种类的药品由于自身理化性质和药理作用差异,对储存条件有特定要求,如避光保存、冷藏保存等,我们将 PIVAS 摆药盒全部换为密封避光盒,从源头解决药品避光保存的问题,需要冷链管理的药品除了更换专业的医用冰箱外,更采取了一系列措施来减少冷链药品在室温下暴露时间;对于药品的盘点管理,我们也格外关注,对入库药品分区摆放,制订各种规章制度降低药品报损率,提高账物相符率,最大限度规范药品的盘点管理。

总之,我院格外重视 PIVAS 的药品质量管理,从各环节深入剖析存在的问题,找出问题产生的根源,制订切实可行的改进措施。我们积极探索、求同创新,在借鉴同行经验的基础上,推出了一系列我院 PIVAS 独有的工作模式,此外,我们充分重视团队协作的重要性,力求让 PIVAS 所有员工参与到药品的质量管理中来,让各项工作落到实处。本章对我院 PIVAS 的冷链药品管理、药品效期管理、药品报损管理以及药品盘点管理进行详细的介绍。

第一节 冷链药品管理

一、冷链药品的定义

冷链药品是指对药品的储存、运输有冷藏、冷冻等温度要求的药品。冷链药品要求在低温下储存,冷藏温度范围控制在 $2\sim10\ ℃$,药品说明书一般要求为 $2\sim8\ ℃$,超出储存温度范围则可能影响药品稳定性,导致药品变质失效甚至产生毒性产物,严重影响临床用药安全。

二、冷链药品的处置

为强化冷链药品的管理,进一步规范冷链药品的操作行为,确保冷链药品的质量,保证冷链药品能有效安全的使用,我院 PIVAS 拟运用 PDCA 方法改进冷链药品的储存和使用情况,保证药品质量。冷链药品在实际使用过程中需要经过入库、拆包、摆药、混合调配等操作环节,不可避免地会暴露在室温环境中。

为此我们从冷链药品的入库验收、储存、使用、配送四个方面进行针对性的分析,并提出改进措施。

(一)冷链药品的入库验收

1. 问题

(1)冷链药品由药库转运至 PIVAS 的过程中,工作人员需要清点药品种类和数目、装车、下货,环境温度高、送达时间长,都有可能影响冷链药品质量。

(2)药品送达后,药师进行入库验收需要核对药品种类、数量、有效期,并对药品进行分类放置等步骤,核对验收过程亦会影响冷链药品质量。

(3)验收药品种类较多的时候,可能存在未及时将冷链药品放入冰箱的情况。

2. 改进措施

(1)冷链药品在运输过程中使用温控箱,验收入库前仔细核对温控箱上温度是否在 $2\sim8\ ℃$,冷链药品签收完成后立即放入冰箱,定期对温控箱进行维护和清理。

(2)空包的冷链药品预先不摆药,放在指定区域并于配送前集中摆药,尽量减少药品在常温下暴露的时间,并使用小温控箱转运。

(3)优化冷链药品批次,尽量安排对冷链药品集中调配。

(二)冷链药品的储存

1. 冰箱可能出现的问题

(1)冰箱本身制冷效果差。

(2)冰箱使用年限久,出现老化情况,降低了制冷和温控效果。

(3)随四季环境温度改变,冰箱易结霜,影响制冷效率。

(4)冰箱内排水孔堵塞或冷凝水箱未及时清理,导致冰箱内冷凝水排出异常,影响冰箱正常工作。

(5)单次申领药品过多,冰箱负担过重。

(6)线路故障或医院所在地区区域性停电,冰箱无法正常制冷。

2.改进措施

(1)重新规划冷链药品的摆放:对冷链药品在冰箱内的摆放位置进行合理规划,设置冷链药品的相对固定摆放区域。将冷链药品分为普通药品、普通药品(避光)、危害药品三类分别放置(图2-2-1)。

(2)制作冰箱内药品一览表:分别制作冷链药品一览表(图2-2-2),方便工作人员取药,既减少了差错,也缩短了冰箱开门时间,保证了冷链药品的质量。

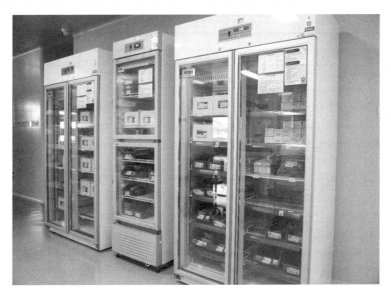

图 2-2-1 三类药品医用冰箱

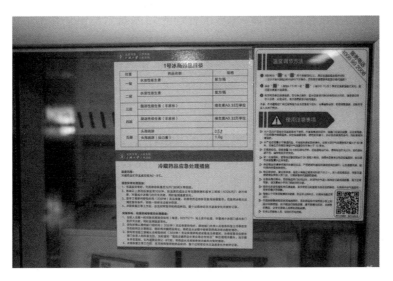

图 2-2-2 冷链药品一览表

(3)使用避光盒:针对需要避光保存的冷链药品,准备专用避光盒,并按规定在指定的区域摆放。

(4)建立冰箱温度记录表:建立冰箱温度记录表(图 2-2-3),由专人对冰箱内冷链药品进行管理,定期检查药品质量并记录温度,如有异常及时联系电工维修,冰箱每季度进行维护,完善相关维修记录。

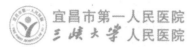

静配中心冰箱温度记录表

规定温度范围:2~8 ℃。规定相对湿度范围:40%~65%。
每日记录时间范围:上午(10:00—10:30);下午(1:30—3:00)　　　2022年　　月

日期	号冰箱						号冰箱						记录人
	上午			下午			上午			下午			
	温度/℃	超标采取何种措施	采取措施后温度/℃	温度/℃	超标采取何种措施	采取措施后温度/℃	温度/℃	超标采取何种措施	采取措施后温度/℃	温度/℃	超标采取何种措施	采取措施后温度/℃	
1													
2													
3													
4													
5													
6													
7													
8													
9													
10													

图 2-2-3　冰箱温度记录表

(5)将普通温控冰箱换成医用冰箱,再次合理规划冰箱内药品的摆放,制作新的标签,由专人进行管理和维护。

(6)完善 PIVAS 的停电(冰箱)应急预案,并拍摄相关教学视频,组织全体工作人员观看学习并考核,要求能在突发状况下准确执行。

(三)冷链药品的使用

1. 使用过程中的问题　冷链药品需保存在低温环境中,取药需多次打开冰箱门,此操作过程不可避免会影响冰箱内温度;PIVAS 工作人员众多,每次取药并非固定人员完成,加之个人工作习惯的不同,冰箱的开门时间因人而异,也会影响药品的冷藏环境;工作人员忘记关闭冰箱门或者冰箱门未完全闭合、病区退回的冷链药品未及时归位等都会影响冷链药品的质量。

2. 改进措施

(1)设置冷链药品预摆药区:对冷链药品设置预摆药区,严格实行现配现拿,每日调配前由专人按核定数量取出冷链药品进行摆药。

(2)合理编排冷链药品批次,调整调配顺序,使冷链药品集中在一个时间段内调配。并按照不同批次先配先摆,最大限度地减少冷链药品在调配过程中的室温下暴露时间。

（四）冷链药品的配送

1. 配送过程中的问题　冷链药品装箱完成后由工勤人员送至各个病区,配送过程中涉及的冷链药品暴露在非冷链温度下、运送路程长、配送时间长等均可能影响冷链药品的质量。此外,冷链药品送达病区后,病区护士对冷链药品的处置也会影响药品质量,如冷链药品未能及时使用、未采取适当的冷藏措施等。

2. 改进措施　使用恒温箱配送冷链药品,并告知临床护士储存要求。

（五）总结

PIVAS冷链药品管理PDCA小组,经过三轮PDCA循环查找问题,探究可行性解决方法以及改进措施,持续监测改进后的冷链药品温控不达标时间。经过约14日的持续观察,PIVAS冷链药品于室温下暴露的时间比改进前的明显缩短,成效非常显著。

（奚炜　宋学懂）

第二节　药品效期管理

一、药品效期定义

药品有效期是指该药品被批准的使用期限,表示该药品在规定的储存条件下能够保证质量的期限。作为一种特殊的商品,药品具有很强的时效性,有效期内的药品可以发挥防病治病的作用,一旦超过有效期,就无法保证其疗效和安全性。《中华人民共和国药品管理法》中规定,未标明或者更改有效期的、超过有效期的药品属于劣药,禁止生产、销售和使用。效期管理是保证药品质量、确保用药安全、避免药品资源浪费的重要前提。因此,如何采用行之有效的方法来提升药品效期管理的效率,充分发挥药品的最佳治疗效果也是PIVAS工作的重点。

二、我院 PIVAS 药品效期管理实践

我院PIVAS自2009年成立以来,始终致力于效期管理的优化,针对实际工作中出现的问题,不断分析和总结,改进现有的管理模式,尽可能减少近效期药品和过期药品。通常情况下,医院将有效期不足6个月的药品作为近效期药品(图2-2-4)。

（一）药品效期管理影响因素

由于药品自身的特殊性,药品效期管理的影响因素主要体现在以下几个方面:

（1）制度因素:某些特殊药品使用机会较少,如急救药品,这类药品必须有一定的储备,这是导致某些药品过期的客观原因。

（2）管理因素:药品采购计划与医院用药需求脱节,致使部分药品在库房滞留时间过长,到达PIVAS的时候已经临近效期;网络信息系统不健全,对药品的效期管理未能实现

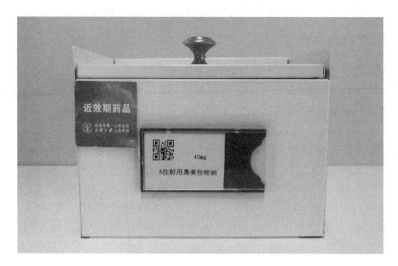

图 2-2-4　近效期药品标识

同步更新;药品的盘点或监管不到位,导致一些临床使用频率较少的药品积压失效;临床医师未能及时掌握近效期药品的信息也是造成药品失效的原因。

(3)人为因素:主要是工作人员的综合素质问题,比如未能养成良好的工作习惯,少数员工为求工作速度,未严格执行"先进先出、近期先出"的管理原则。

(4)环境因素:药品对于储存条件有着特殊的要求,只有在良好的环境条件下,才能保证药效的稳定,某些特殊药品的管理对环境条件要求更高,如温湿度的控制、储存方式的要求等,如果没有在良好的环境下储存,即使药品没有超出有效期,其药效也会下降甚至产生毒性物质,严重威胁患者身心健康。

(5)其他因素:由于临床需要,偶尔会临时采购一些药品,但如果患者使用数量骤减,则会导致这部分药品积压;还有一些使用频率很少的药品,由于缺乏科学的管理,极易导致效期不同的药品被混放,长时间的忽略则会造成药品的变质过期。

(二)改进措施

针对发现的问题,我们通过多部门、多科室的沟通协调,多环节优化工作流程,注重细节管理,使我院 PIVAS 的药品效期管理不断科学化、规范化。我们成立了 PIVAS 药品效期管理小组,完善和修订了 PIVAS 的药品效期管理制度,规范效期药品的标识管理,药学部门会定期进行检查和督导,严把药品质量关,发现问题及时整改,从根本上提高效期药品的管理质量。

(1)关注临床用药变化:制订合理的药品申领计划。药品的库存适宜是确保药品效期管理规范的前提条件,既要保证药品的正常供应同时又会不积压失效。我院 PIVAS 的药品申领计划统一由专人负责,可以避免药品重复申领导致的药品积压。根据当日的实际用药情况做好第二天的药品申领计划。对要求冷链管理的药品,根据 PIVAS 医用冰箱的大小和实际销量限量领用,防止药品质量受到环境影响。临时采购药品实行实购实销,新进药品初期少领,用量稳定后再增加领用数量。

(2)加强药品的入库验收和出库管理:每日申领的药品入库时,除按常规验收药品数量外,药品批号和有效期也是验收的重点。责任药师摆放药品时,应有明显隔断措施,必须遵循近效期在前,远效期在后,近效期在上,远效期在下的原则,避免造成药品过期失效。一般情况下有效期在 6 个月以内的药品不得申领入库,特殊情况必须使用的应做到按需限量请领,尽量使用。药品出库时,必须遵循"先进先出,近期先出,按批号出库"的原则。

(3)规范药品的储存环境:由于药品在储存过程中会受到温度、湿度、光线等各种因素的影响而发生变质,其中温度的影响最大,忽视储存温度,可能使药品不同程度地提前失效,尤其是需要冷链管理的药品一定要严格按说明书中规定的条件储存。有些药品在光照下会发生氧化,导致药品颜色改变,针对这一情况,目前 PIVAS 摆药架上药品已经全部换用定制的避光盒进行避光保存,库房中拆除外包装的暂存药品均采用避光箱进行避光保存。对需要在良好的通风环境下保存的药品,使用一定的通风设备来保持库房空气流通。此外,PIVAS 有专人对药品的储存环境进行常规性监测,每天上午、下午两次检查环境温湿度并填写温湿度记录表,出现异常及时采取相应措施。

(4)建立责任药师专人负责制和效期月核查制度:让全员参与到效期管理的工作中来,设立效期管理小组,将效期核查的工作分区到人,每月 25 号核查所有药品效期,并按照效期的先后顺序调整药品位置,即将近效期的药品置于货架外侧,效期较远的置于内侧,清点近效期药品的数量后做好近效期警示标识。管理小组内部不定期自行核查,详细查看药品的有效期,发现近效期药品,即有效期在 6 个月以内(含 6 个月)的药品,填写药品效期管理记录表(图 2-2-5),详细记录其品名、规格、剂型、数量、批号、效期等信息,交由效期管理小组组长进行汇总分析。将 6 个月以内的效期药品按不同颜色标示上墙提示,绿色标示表示尚有 4~6 个月使用期限,黄色标示表示只有 3 个月使用期限,红色标示表示效期在 3 个月内,对于效期在 3 个月内且门诊和住院药房都滞销的药品,直接上报药库备案做退库处理。由于责任人未及时检查自己责任分区内的药品效期而导致药品过期的,承担相应责任。通过这种精细化管理,我们将"大锅饭"式的集体工作改变为责任、分工明确的集体协作,增加了药品效期管理的连续性和责任的可追溯性,并直接与经济利益挂钩,增加了工作人员完成任务的责任性和自觉性,使得药品的效期管理工作能够顺利开展。

(5)建立药学部各药房之间的药品调配使用制度:由于 PIVAS 和门诊药房、住院药房的药品使用类别、剂型存在一定差别,有些近效期药品在各部门的用量也不相同,可通过内部调配加快使用,避免造成经济损失。

(6)加强与医务科之间沟通工作,避免用药不合理情况发生,例如,避免正常流通药品由于人为因素导致少用或者停用情况发生。

(7)加强医疗系统信息化建设:随着互联网的发展,医院信息系统的数字化管理也日趋完善,方便工作人员对药品质量进行高效管理。PIVAS 承担全院住院患者的输液调配工作,目前日均调配量达数千袋,每天进出的药物量巨大,工作任务繁重,单纯依靠人工管理手段严重影响效期管理的工作效率。PIVAS 使用的 HIS 系统中设有"库存管理"一栏,通过此栏工作人员可以清楚直观地查看每种药品的库存和效期情况,针对不同的效期还有不同的颜色提示,方便在药品管理过程中对效期进行及时监控。因此,PIVAS 采用计算机系统与人工核对相结合的模式对效期进行管理,极大地提高了工作效率。

(8)定期组织培训,强化员工责任感。效期管理是药品质量管理的重点,每个员工都应该明白其重要性,增强为患者提供优质服务的理念。PIVAS 工作流程多,虽然"四查十对"我们耳熟能详,但有时候可能忽略了查对药品的有效期。因此,PIVAS 每月会组织员工集中学习《中华人民共和国药品管理法》《中华人民共和国药品管理法实施条例》《处方管理办

宜昌市第一人民医院
三峡大学 人民医院

药学部药品效期管理记录表

部门：静配中心   有效期：202 年 月

药名	生产厂家	规格	批号	效期	数量	效期检查人	检查日期	处理方式	效期复核人	复核日期

图 2-2-5 药品效期管理记录表

法》等法规,提高员工的责任意识。加强药品效期管理知识的理论学习,了解和掌握药品的品种范围和储存条件,对效期较短的药品造册登记加强管理,不断提升员工的专业技术水平,保证药品质量符合规定,保障医疗安全,减少药品损耗。

(9)滞销药品淘汰制度:药学部定期将一些长期不用或用量极少拟淘汰的品种,上报医院药事管理与药物治疗学委员会,经委员会研究批准后,从医院的采购目录中剔除,不再计划采购。

三、小结

药品的有效期直接关系到患者用药疗效和安全,因此必须进行严格管理。规范的药品效期管理可以最大限度地减少药品质量问题、避免资源浪费、保障患者生命安全并提高患者满意度,同时也是衡量医院药品管理能力的重要方式。在实际管理工作中,我们始终秉承从患者实际利益出发的原则,充分考虑患者需求,以患者安全为服务中心,切实完善和保障医疗服务质量。从药品的申领、入库验收、储存养护、调配等各环节严把质量关,并建立责任药师专人负责制和效期月核查制度,让 PIVAS 员工全员参与药品的效期管理。药师的工作责任心是药品效期管理的关键,医师的合理用药水平也对药品效期管理有一定的促进作用,所以我们定期组织员工学习相关法规和药品效期管理知识,同时加强与临床医师的沟通和联系,避免某些用量较少的药品积压失效。此外,我们也积极推进信息系统建设,采用计算机系统与人工核对相结合的模式来管理药品效期,极大地提升了工作效率。总之,药品效期管理工作任重而道远,如何减少过期药品造成的损失,减少过期、近效期药品的数量,杜绝过期药品依然是一个持久战,在今后的工作中,我们将不断地推陈出新,进一步完善 PIVAS 的药品效期管理制度。

（徐莲　宋学懂）

第三节　药品报损管理

一、药品报损定义

药品报损是指对在运输和调配过程中发生损坏、在储存过程中过期的药品进行报损的过程。药品报损率＝药品报损总金额/药品出库总金额×100％,药品报损率直接关系到医院经济利益,同时也体现了药品管理水平以及反映了相关部门的管理制度是否完善。随着医院药学的不断发展,PIVAS 在临床合理用药中的优越性不断突显,在保障患者用药安全的同时也节约了医疗成本,进一步提升了医疗服务质量。

二、我院 PIVAS 药品报损工作实践

在综合分析了我院 PIVAS 的药品报损项目后,我们对药品报损原因进行分析总结,改进了工作方式,进一步降低 PIVAS 的药品报损率。

（一）主要药品报损原因

1. 工作中客观因素造成的损坏　PIVAS 二级库房除了药品外还有大量溶媒,溶媒去除外包装后在摆药筐中放置不可避免存在堆叠和挤压,容易引起液体破损。我院 PIVAS 采取单品种集中调配的模式,在成品核对环节必须按科室分装到成品输液筐中,若工作人员分装时摆放不均匀可能造成药品漏液。此外,PIVAS 有大量针剂药品,若工作人员拆零或摆药时未做到轻拿轻放或者药品掉落在地,也会损坏部分药品。同一包装盒内的破损药品如果没有及时清理出来,可能对其他药品造成污染霉变等非直观破损。

2. 药物批次编排错误　我院 PIVAS 每日接收病区医嘱几千份,几十个病区的批次编排要求不尽相同;各病区对药物调配与否,调配时间顺序要求不尽相同,如此烦琐的要求给审方药师造成了极大的工作压力,由于视觉疲劳可能出现批次编排错误的情况,若后续的工作流程中也未核对出来就会造成一些药品的误配,导致该包成品输液作为废液处置。

3. 用药医嘱审核有误　PIVAS 主班人员没有及时审核病区申请空包药品或者退药医嘱,有的病区医嘱存在明显的配伍禁忌或者溶媒选择不当,这部分药品一旦被混合调配后就会造成不必要的浪费。

4. 工作人员调配时出现错误　PIVAS 的工作任务相对烦琐,在调配过程中可能出现差错,例如:部分医嘱对溶媒用量有要求,而实际使用的液体量与液体包装规格有一定出入,有的医嘱溶媒用量为 125 mL,但是开具溶媒药品剂量规格为每袋 250 mL,若工作人员直接调配就会造成溶媒和药品的双重浪费。

5. 调配完毕的成品输液中发现异物　不同厂家的药品生产工艺不一样,质量也存在一定差异,如在调配过程中我们发现的部分厂家的西林瓶丁基胶在注射器穿刺过程中有胶屑

脱落现象。部分针剂的安瓿,由于生产过程中热熔、挤吹不严格导致安瓿中有异物。药品外包装过于简陋,运输过程中缺少防护,药品破裂情况时有发生。此外,如果调配人员操作不规范或掰断安瓿时用力过猛,细小的玻璃碎屑反弹飞溅到安瓿内,抽吸药液时一同被吸入到注射器内进入成品输液中,这些异物可能会对药物的理化性质和稳定性产生不同程度的影响,对于诸如此类安全性有待考究的成品输液我们都会重新进行调配,与此同时也会造成药品的浪费。

6. 药品变质或过期失效 变质药品和过期药品也是造成药品报损的原因之一,PIVAS药品种类繁多,储存条件不一,按照药品说明书建议的温度、光照及湿度要求存放药品是保证药品质量的前提条件。药品配送过程中会涉及一些拆零药品,尤其是一些需要避光保存的针剂,如果避光不严容易导致药品变色变质。同时,一部分临床需要配备但用量较少的药品可能出现过期失效。

(二)制订相应的改进措施

1. 端正工作态度,强化员工责任意识 我院 PIVAS 的人员构成是以药师和护士相结合的模式,工作岗位和重心不一样,不可避免存在意识淡化,对药品的管理意识不强的现象。我们特此安排了药品报损管理小组来负责 PIVAS 的药品报损管理,不同系统的药品分管到人,负责相应的品种,每周对自己分管的药品进行清点,检查药品破损情况,对损坏的药品建立报损表,查找原因并记录。在每周举行的药品质量安全管理会议上,组长对本周药品报损情况进行通报,重大报损事故要引起全员注意。针对员工在调配过程中由于个人差错引起的报损要在差错登记本上做好登记,及时查找差错原因及诱发因素,避免再次发生类似差错,并按照相应的惩罚措施从每月奖金中扣除部分奖金,做到奖罚分明。

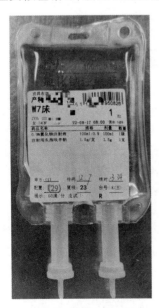

图 2-2-6 各环节签名

2. 规范操作流程,加强核对制度

(1)贴签、摆药、核对、混合调配、成品核对等各个环节实行责任制,每个环节中相应的责任人需要在医嘱上签字确认(图 2-2-6),减少差错引起的药品报损。

(2)在调配过程中,注射器做到用完即丢弃,避免注射器重复使用导致的一系列问题。

(3)定期组织培训,规范操作技能,确保操作正确、规范,掰安瓿时不能用力过猛,且掰断安瓿时用无菌纱布包裹,以免细小的玻璃碎屑反弹飞溅到安瓿内。保持操作台面的干净整洁,避免调配完毕的成品输液袋被安瓿玻璃碎屑刺破,调配时尽量减少注射器穿刺次数以免成品输液袋发生漏液(图 2-2-7)。

(4)成品输液分科装箱时保留 3/4 的空间以使装药箱能够正常关闭,避免成品输液在装药箱内发生挤压破漏。

(5)使用气动传输系统给科室传药后要及时打电话告知科室收药,以免药品传错科室或发生其他故障。

3. 调整药品摆放位置,优化摆药流程 通过前期对 PIVAS 药品报损的原因进行分析,我们发现报损主要存在药品破损、过期报损、调配差错以及成品漏液等原因,其中药品破损

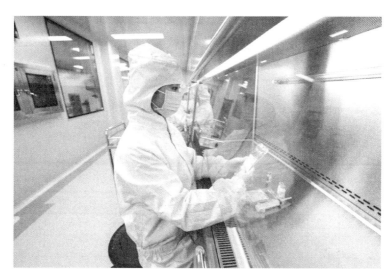

图 2-2-7 规范化操作

造成的报损是主要原因,据此我们改进了相应的工作环节来减少药品的报损。

(1)PIVAS 主要负责住院患者静脉用药调配,其中安瓿类的针剂占据相当大的比重,而安瓿易破碎也是众所皆知,因此我们对 PIVAS 安瓿类药架进行了调整,使其进一步规范化,对于用量大的安瓿类药品统一使用大号装药箱放置,且拆除药品包装时需保留最小包装。

(2)装药箱内药品不超过箱子的 3/4,避免药品由于上架较满、单支药品装筐过多、药筐层层堆叠造成的药品破损,工作人员在摆药、调配途中轻拿轻放。

(3)单品种集中摆药时,摆药筐内液体不能摆放太多,并按照品种整齐摆放在摆药车上,叠放时不超过 5 个摆药筐,而且按照重在下、轻在上的原则叠放。拿药时摆药筐不能拿得过多,以免掉落在地。对于脂肪乳注射液这类玻璃瓶装药品,在摆药时应单独放置,放置在摆药车下层,以免晃动破裂。

(4)对具光敏性的药品,混合调配后容易发生变色的成品输液,核对完毕后立即放入黑色避光袋内,如硫辛酸注射液;在室温下易发生混浊、沉淀的药液,及时与科室进行沟通,将药品进行打包配送,且空包配送的药品统一使用小号装药箱(图 2-2-8)。

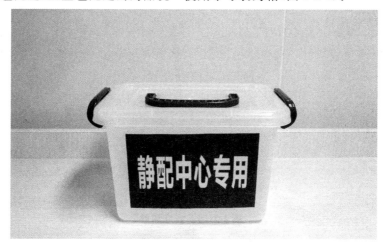

图 2-2-8 小号装药箱

4. 完善药品报损制度 在日常工作中,对需要报损的药品要及时登记,如图 2-2-9 所示。对于成品漏液、药品破损等不同原因造成的报损均需规范填写,以免遗漏,同时也便于后期对药品报损环节进行系统分析,有助于 PIVAS 药品报损流程的不断改进。

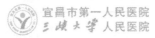

静配中心药品破损登记表

年　　　月

药品名称	规格	数量	药品名称	规格	数量

图 2-2-9　药品破损登记表

5. 加强与临床医师沟通,减少不合理医嘱的产生 PIVAS 审方药师在用药医嘱审核过程中发现的用药配伍禁忌、溶媒选择不适宜、给药剂量不当以及医嘱录入错误等情况时,及时与临床医师进行电话沟通,解释相关原因,请临床医师更改医嘱,尽可能在成品输液调配前拦截不合理医嘱,减少因此引发的药品报损(图 2-2-10)。

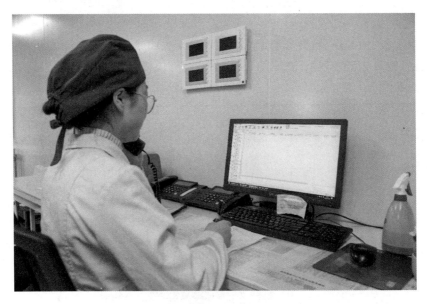

图 2-2-10　临床沟通

三、小结

药品报损是PIVAS药品质量管理中不可避免的环节,造成药品报损的原因也是多方面的。有些报损是不可避免的,例如药品运输途中发生意外挤压、倾倒等,而有些报损则是可以避免的,例如审方药师的医嘱批次编排错误、临床医师开具的用药医嘱不合理、科室通知的退药和空包药品未及时审核以及摆药过程中人为因素造成的药品破损等。为了保证患者用药安全,进一步降低PIVAS药品报损率,我们成立了药品报损管理小组,将各类药品的报损工作分管到人,同时建立药品报损登记表,在每月的药品质量安全管理会议上予以通报,及时总结经验教训,强化员工责任意识,通过建立健全的规章制度和工作细则,明确责任和奖罚措施,定期组织调配技能考核,提高混合调配技能,规范操作。此外,我们进一步调整药品摆放位置,优化摆药流程和报损程序,同时加强与临床医师和药品供应厂家的沟通和联系,减少人为因素造成的药品报损。通过上述改进措施的实施,我院PIVAS药品报损率呈下降趋势,虽然离零报损率还存在差距,但也说明了我们的努力取得了一定的成效。总之,只有通过提高PIVAS全体工作人员对药品的管理意识和职业操守,全员参与药品质量管理,才能有效控制PIVAS药品报损,在减少药品浪费的同时也能确保患者用药安全。

(李盛飞　肖琴)

第四节　药品盘点管理

一、药品盘点管理的重要作用

药品是医院流动资产的重要组成部分,具有流动性强、周转快、种类繁多等特点,药品质量管理的优劣与医院的经济效益和社会效益密切相关,而药品的定期盘点则是医院药品管理的重要组成部分,可从侧面反映药品的质量管理水平。药品盘点不仅是一项具体的制度要求,同时也是一种发现问题的手段,通过对PIVAS的药品进行定期盘点,我们可以及时发现药品流通中出现的相关差错,例如:药品入库及出库错误、药品调配错误、药品效期管理不完善以及药品报损环节有待改进等。在处理这些隐形问题的过程中,我院PIVAS的药品质量管理模式进一步规范化和标准化。

药品盘点只是一种手段,其最终目的是规范药品管理程序,全面提高账物相符率。我院为国家级三级甲等综合医院(三甲医院),而PIVAS作为药学部二级库房,参照三甲医院管理标准来执行,药学部二级库房的账物相符率要达到99.9%。随着医院业务的拓展,病区床位数进一步增加,PIVAS的日均调配量升幅较大,面对临床用药品种多、发放药品数量大、药品流通快以及各种突发因素的情况,如何真正做到账物相符成为PIVAS药品质量管理的难题之一。

二、影响药品盘点的相关因素分析

我们从影响PIVAS账物相符率的各环节进行分析,其中药品入库、药品出库、药品报损、设备故障以及药品盘点环节均对药品盘点存在不同程度的影响。

（一）药品入库环节

（1）PIVAS库房作为药学部二级库房,在临床急用时需在门诊药房、住院药房的二级库房之间调拨药品使用,若入库时货票不同行则会导致实际库存与电脑账面库存不符。

（2）一级库房临时调药入库时,货票不同行也会引起PIVAS二级库房账物不符。

（3）病区退药入库时,病区护士未能将退药单和退药同时送至PIVAS或者退药单与退药实物不符可能导致退药医嘱审核延迟、退药种类和数量出现差错。

（4）工作人员在库房拆除药品外包装时,由于拆零不彻底使药品小包装内遗留药品,导致药品实际库存小于理论库存。

（二）药品出库环节

（1）工作人员在调配时发生错误,导致实际出库数量与电脑出库数量不符。

（2）应不同科室需求,PIVAS也有空包配送的药品,在药品的核发过程中可能出现药品数量错发的情况,从而使药品实际出库数量出现偏差。

（3）临床病区因突发状况需使用某种药品时,临时从PIVAS调拨药品也会导致PIVAS的药品库存不符。

（三）药品报损环节

（1）有些药品在运输过程中发生碰撞,当药品送达PIVAS二级库房时已出现破损,工作人员未能及时在药品破损登记表上登记。

（2）药品出厂时,也会发生药品小包装内数量缺失的情况,若不如实登记报损直接影响药品入库数量。

（3）日常工作中,由于工作人员粗心大意,偶尔会有打破药品的情况发生,工作人员未能及时、如实进行登记。

（四）药品盘点环节

（1）药品盘点前清库不彻底,例如破损药品未出库或者外借的药品未归还等原因都会影响盘点工作的开展。

（2）PIVAS药品种类多,工作流程复杂,"看似、听似、一品多规"现象的存在以及同种药在二级库房、摆药间以及调配间均有摆放等原因可能导致工作人员在盘点时漏盘、重盘以及误盘。

（3）药品规格与账目规格不一样,在此过程中也可能出现人为差错。

（五）设备故障环节

电脑HIS系统出现故障时,可能导致同一个病区医嘱重复出标签,电脑系统多次发药出库而引起库存差异。

三、解决药品盘点问题的改进措施

通过对我院PIVAS账物不符的原因进行分析,结合每个环节的实际情况及改进措施的可行性,我们从工作制度、工作流程等方面拟定了相关对策,具体如下。

1.药品入库环节

（1）验收入库由双人核对签字，按需申领，避免用量较少的药品积压。

（2）从一级库房或药房调拨入库要做到货票同行，及时开单清账，由专人在当天下班前督促完成。

（3）对于本部门急用需从药学部一级库房借入的药品先开具借条，待一级库房开具出库单核准入库后再如实减去借条上的药品数量，避免重复上库存造成账物不符。

（4）药品拆零时仔细检查小包装，避免拆零不彻底造成入库数量缺失。

（5）及时审核病区退药医嘱，仔细核对溶媒、用药日期、药名、剂型、规格及数量，验收合格后操作退药清单，如有差错及时和病区沟通解决。

2.药品出库环节

（1）门诊药房或住院药房调拨出库做到货票同行。

（2）调配前仔细核对溶媒、药名、剂型、规格及数量，避免差错发生，主班人员负责对调配错误的药品在差错登记表和报损登记表上登记，每月对差错原因汇总分析，纠正差错的同时改进方法，进一步降低差错率。

3.药品报损环节

（1）在药品上架、摆药及调配过程中轻拿轻放，减少人为因素造成的药品破损。

（2）对破损药品和过期失效药品在报损登记表上登记（图2-2-11），安排责任人定期检查登记情况。

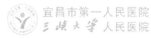

静配中心药品报损登记表

日期	药品	规格	厂家	数量	报损原因

图 2-2-11 药品报损登记表

4.药品盘点环节

（1）盘点前做好清库工作，对所有出入库单据进行确认，临时调用的药品与需要报损的药品先进行出库处理。

（2）对于 PIVAS"看似、听似、一品多规"药品,列出清单制成一览表,如图 2-2-12、图 2-2-13、图 2-2-14 所示,组织部门员工学习,并在药架上贴上醒目的警示标识,以示提醒。

（3）盘点时耐心细致,认真清点摆药间、调配间以及二级库房的药品数量,进行双人核对签字,避免药品的漏盘、重盘及误盘。

（4）将科室每季度一次的盘点改为每月盘点一次,建立责任药师专人负责制,将账物核查工作分配到人,小组内部不定期自行核查,一旦发现账物不符及时追寻原因,贵重药品每日清点,保证账物相符。

静配中心"看似"药品一览表

编号	药名	规格
1	异甘草酸镁注射液	10 mL：50 mg,2支/盒
2	葡萄糖酸钙注射液	每支10 mL：1.0 g
3	注射用白眉蛇毒血凝酶	1单位/支
4	注射用白眉蛇毒血凝酶	0.5单位/支
5	硫酸镁注射液	10 mL：2.5 g,5支/盒
6	10%浓氯化钠注射液（10 mL：1 g）	10 mL：1 g,5支/盒
7	水溶性维生素	1支/支
8	脂溶性维生素	维生素A棕榈酸酯0.33万单位
9	小儿复方氨基酸注射液	每支20 mL：1.348 g（总氨基酸）
10	复方甘草酸单铵注射液	每支20 mL
11	胞磷胆碱钠注射液	每支2 mL：0.25 g
12	盐酸利多卡因注射液	每支5 mL：0.1 g
13	倍他米松磷酸钠注射液	每支1 mL：5.26 mg
14	盐酸纳美芬注射液	1 mL：0.1 mg,1支/盒

图 2-2-12　看似药品目录

静配中心"听似"药品一览表

编号	药名	规格
1	倍他米松磷酸钠注射液	每支1 mL：5.26 mg
2	注射用盐酸倍他司汀	每支5 mL：30 mg
3	注射用阿昔洛韦	每瓶250 mg
4	注射用更昔洛韦钠	每瓶250 mg
5	注射用尖吻蝮蛇血凝酶	1单位/支
6	注射用白眉蛇毒血凝酶	1单位/支
7	注射用白眉蛇毒血凝酶	0.5单位/支
8	注射用矛头蝮蛇血凝酶	2单位,1支/支
9	氢化可的松注射液	每支2 mL：10 mg
10	氢化泼尼松注射液	每支2 mL：10 mg
11	注射用盐酸吡柔比星	每瓶10 mg
12	注射用盐酸表柔比星	每瓶10 mg

图 2-2-13　听似药品目录

静配中心"一品多规"药品一览表

编号	药名	规格
1	利奈唑胺葡萄糖注射液（100 mL）	利奈唑胺200 mg与葡萄糖4.75g（按$C_6H_{12}O_6$计）
2	利奈唑胺葡萄糖注射液（300 mL）	利奈唑胺600 mg与葡萄糖13.7g（按$C_6H_{12}O_6$计）
3	复方氨基酸注射液（18AA-Ⅱ）	每瓶250 mL：21.25 g（8.5%）
4	复方氨基酸注射液（18AA-Ⅱ）（乐凡命）	每瓶250 mL：21.25 g（8.5%）
5	复方氨基酸注射液（3AA）	每瓶250 mL：10.65 g（总氨基酸）
6	复方氨基酸注射液（9AA）	每瓶250 mL：13.98 g（总氨基酸）
7	0.9%氯化钠注射液（50 mL）	每袋0.9%50 mL
8	0.9%氯化钠注射液（100 mL）	每袋100 mL：0.9 g（0.9%）
9	0.9%氯化钠注射液（250 mL）	每袋250 mL：2.25 g（0.9%）
10	0.9%氯化钠注射液（500 mL）	每袋500 mL：4.5 g（0.9%）
11	0.9%氯化钠注射液（1000 mL）	每袋1000 mL：9 g（0.9%）
12	葡萄糖氯化钠注射液（500 mL）	每袋500 mL：25 g（5%）（双层无菌包装）
13	葡萄糖氯化钠注射液（250 mL）	每袋250 mL：12.5 g（5%）
14	5%葡萄糖注射液（50 mL）	每袋50 mL：2.5 g（5%）
15	5%葡萄糖注射液（100 mL）	每袋100 mL：5 g（5%）
16	5%葡萄糖注射液（250 mL）	每袋250 mL：12.5 g（5%）
17	5%葡萄糖注射液（500 mL）	每袋500 mL：25 g（5%）

图 2-2-14　一品多规药品目录

5.设备故障环节

（1）对电脑系统进行定期维护，如果发生标签重复现象，立即与计算机中心工程师联系，及时追查原因，优化 HIS 系统程序，避免此类问题再次发生。

（2）物流传输系统发生故障时，立即通知物流中心处理，同时和病区联系，请病区护士在当天下班前将退药送至 PIVAS。

四、小结

在上述改进措施执行后，我们采用随机盘点和月底大盘点两种检查方法来检查成效。随机盘点就是责任药师不定期自行核查，一旦发现账物不符及时追寻原因，对存在的问题向 PIVAS 全体员工进行反馈，大家合力寻找解决方法。月底大盘点即 PIVAS 全体工作人员每月月底对 PIVAS 所有药品进行大盘点，然后对盘点结果进行统计分析，计算账物相符率，并同上月数据进行对比分析。执行改进措施 6 个月后，我院 PIVAS 的账物相符率大幅度提高，成效非常显著。我们及时分析总结，制订了一套标准化流程（图 2-2-15），确保各工作环节中的改进措施执行到位，防止类似问题再次发生。

药品盘点工作不仅是医院药品物资管理的重点，也是医院经济管理的重点。作为一种重要的管理手段，药品盘点可以及时发现 PIVAS 工作流程中的相关问题，查明原因后持续改进，同时也有助于 PIVAS 药品质量管理水平的不断提高。通过不断完善 PIVAS 的药品盘点制度，有效提高了 PIVAS 药品的账物相符率和准确度，营造了一个严谨细致的工作氛围，打造了一支专业技术过硬、职业操守优良的药师队伍，能够更好地为临床安全用药保驾护航。

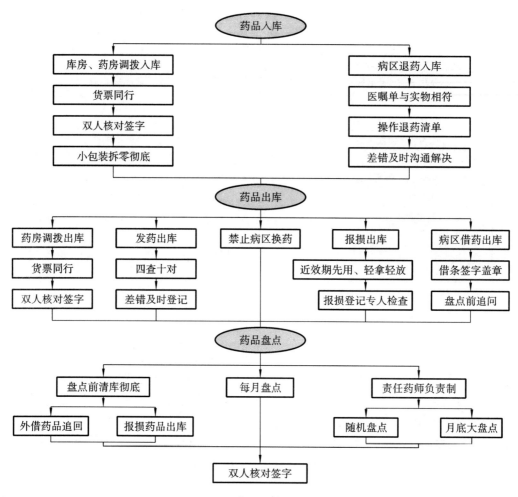

图 2-2-15　药品流通标准化流程

（彭官良　向春艳）

第三章 PIVAS 质量控制实践

PIVAS 的建立能够更好地保证静脉用药的安全性,防止微生物污染,减少不合理用药的产生,增强医护人员的职业防护,为临床提供安全、有效的静脉药物。这种转变颠覆了传统的药学服务模式,将原来分散在各个病区调配的药物集中在 PIVAS 进行混合调配、核对并配送至各病区。截至目前,PIVAS 已经承担了全院几十个病区的输液调配工作,面对如此高强度、高风险的工作压力,如何才能保证 PIVAS 的正常运行并充分发挥其核心作用呢? 很显然,建立一套完整的质量控制管理体系显得尤为重要。

第一节 三级质控体系的建立

我院 PIVAS 自 2009 年建成并投入使用以来,在 13 年来的发展中不断完善,优化管理模式。根据《静脉用药调配中心建设与管理指南(试行)》中的标准操作规程,并结合具体情况,我院 PIVAS 建立了一套更为完整的质量控制管理模式,即三级质控体系,以确保临床静脉用药安全性。此外,PIVAS 顺利通过了湖北省卫生厅的验收程序,到场专家从 PIVAS 的管理制度、硬件设施、人员资质以及运行流程等方面对 PIVAS 进行了全面评估检查,并对我院 PIVAS 的质量管理模式给予了高度肯定。本节就 PIVAS 的三级质控体系进行介绍。

一、PIVAS 员工的质量控制

三级质控体系中的第三级就是"PIVAS 员工的质量控制",其主要目的在于让全体员工参与 PIVAS 的质量管理工作,在质量得到改进的同时,从意识上也发生根本转变,让品质管理的概念润物细无声地渗入每个员工心中。

根据实际工作情况,我们成立了以 PIVAS 主任为首的质量控制小组,负责对 PIVAS 的日常事务进行质量控制,发现问题及时记录、汇总分析并进行整改。PIVAS 的员工要对 PIVAS 的质量管理制度熟记于心,并严格按照标准操作规程进行操作,在工作中互相配合、互相监督,充分发挥集体协作的力量,落实"双人复核制度",在多环节规避质量风险,将质量安全工作放在首位。

二、PIVAS 内部的质量控制

三级质控体系中的第二级是"PIVAS 内部的质量控制"。我院 PIVAS 内部成立了由 PIVAS 主任、审方成员、质控员组成的质控小组,根据《静脉用药集中调配质量管理规范》以及 PIVAS 内部的各项制度建立了一套全面、完善的培训考核体系。通过对 PIVAS 新进员工进行标准化培训和考核,对在岗员工进行不定期再培训,以保证所有工作人员熟知自己的岗位职责,还能对 PIVAS 的整个工作流程进行评估,及时发现和解决实际工作中的问题。此外,质控小组负责对 PIVAS 内部的各个工作环节进行监测、对各个环节的质量进行把控,确保 PIVAS 整个工作流程做到规范、安全。

PIVAS 严格执行"每日交接班制度",主班人员每日下班前需将今日遗留问题在相应记录本上做好登记,做好交接班工作可以最大限度地减少第二天的工作量,同时避免一些不必要的纠纷。

与此同时,我们还专门设立了"PIVAS 大事件记录本",主要针对一些临时发生的突发事件以及严重事件进行记录。通过记录突发事件一方面可以验证我们应急预案的处理能力,另一方面也有助于我们工作的不断改进。

PIVAS 质控小组成员每周进行一次工作总结,并在质量安全会议上对部门内部质量控制存在的问题和薄弱环节进行分析和讨论,大家集思广益,提出细化的整改措施,并用于日后的质量管理工作中,质控员详细记录每次会议内容并存档。

三、医疗机构内部的质量控制

三级质控体系中的第一级是"医疗机构内部的质量控制",我院成立了由药学部分管院长、药学部主任、医院感染管理科、医务科、护理部、保卫科以及其他相关部门或科室的主任组成的质量管理领导小组,每月对 PIVAS 的质量控制工作进行检查,重点检查 PIVAS 涉及的院感事件、突发事件应急处理能力、审方流程、标准操作规程以及制度的落实情况等。每月进行一次专项检查,检查时间和内容不事先通知,通过这种检查方式可以更真实地反映 PIVAS 的工作现状,切实发现工作中存在的问题,此外,领导小组广泛听取 PIVAS 工作人员的意见和建议,总结分析后提出相应的改进措施,消除安全隐患,更好地推进 PIVAS 质量管理工作的开展。

近年来,三级质控体系在质量管理工作中迅速发展,这种管理模式使 PIVAS 的各项工作得以高效开展,但是如何进一步加强管理仍然是一个需持续关注的问题。三级质控体系的关键在于落到实处,在 PIVAS 的质量控制工作中,严格坚持三级质控体系模式,将各项规章制度和改进措施进一步规范和完善,并及时进行总结、整改、反馈、检查,从 PIVAS 工作流程的不同层面寻找问题根源,切实解决实际问题,不断改进工作质量,为患者提供优质的药学服务,促进 PIVAS 工作的可持续健康发展。

(金桂兰)

第二节　质量控制管理项目的确定

PIVAS 始终以三级质控体系为导向,经过严格的监督管理模式,层层把关,切实规避各项质量风险。质量控制管理的关键在于各监测项目的确定,我们以《静脉用药调配中心建设与管理指南(试行)》为指导,对本院 PIVAS 整个工作流程进行综合考查评估后制订了一系列质量监测项目。其中,医嘱审核是整个 PIVAS 工作流程中质量控制的首要环节,混合调配是质量控制的核心,院感管控则贯穿整个 PIVAS 的工作流程,因此,我院 PIVAS 制订了以下五个管理项目,以期对PIVAS的质量控制工作进行多方位的评估。

一、用药差错管理

医疗过程中的每个环节都存在一定程度的安全隐患,而用药差错则是医疗安全工作的重要部分。用药差错是指在药物使用过程中出现的任何可预防事件,导致用药不当或患者受损。用药差错可出现于用药流程的一个或多个环节,大多是由于违反治疗原则和规定导致的。临界差错则是指在PIVAS的工作环节内发生,但是该错误被发现并得以纠正,住院患者最终没有接受错误的药物治疗,如果再次发生很可能带来严重的不良后果。

美国是最早进行用药差错监测的国家,于20世纪80年代建立了完善的用药差错报告及监测系统,如ISMP、MERP、MED-MARX、Med Watch等。目前我国在该领域的发展仍处于起步阶段,同时我国PIVAS的发展本身也相对滞后,因此尚未建立统一的用药差错报告系统。我院PIVAS自成立以来,逐步摸索初步建立了一套符合本部门实际情况的用药差错和临界差错的报告、监测以及干预系统,并在降低用药风险方面取得了一定成效。通过用药差错与临界差错监测项目的实施,我们力求将差错发生率降至最低,确保患者用药安全。

(一)PIVAS的内部差错

PIVAS的建立旨在为住院患者提供静脉用药。PIVAS每天需要接收大量长期医嘱,因此,PIVAS的用药差错不仅涉及药师和护士,同时也涉及医师的相关差错。药师和护士的相关差错可能存在于整个调配流程的任何环节,而医师的相关差错主要是在开具用药医嘱过程中发生的,这些差错存在于PIVAS内部,最终可被药师发现并及时纠正,不会对患者造成任何伤害,属于用药差错中的临界差错。

1. 医师相关差错 我们对本院PIVAS涉及医师相关差错的情况进行统计分析,发现差错主要有溶媒选择不当、用法用量不当、联合用药不适宜、药物之间有配伍禁忌、重复用药以及其他用药不适宜的情况。对于用药不适宜医嘱,PIVAS审方药师会在第一时间进行用药干预,与病区医师沟通,医师确认后更改医嘱,药师填写用药干预记录表,若医师不愿更改医嘱,则需到医务科备案。PIVAS有专人每月对用药干预情况进行汇总并上报药学部,每半年进行一次总结,分析病区不合理医嘱产生的原因,提出针对性的改进措施,最大限度减少病区用药不适宜医嘱的产生,提高PIVAS工作效率。

2. 药师、护士相关差错 针对PIVAS护士贴签差错,我院PIVAS以2016年7月的数据为基线数据,2016年8—10月的数据为改进后数据,针对原因分析结果提出了一系列改进措施,如:

(1)对250 mL氯化钠注射液和葡萄糖注射液都加下划线来进一步区分溶媒量。

(2)标签较多时,在原有人员基础上增加几组人员贴标签。

(3)改变混合调配方式,不按科室而是按照药品种类混合调配,相应液体分配也更有规律性。

(4)加强责任心教育,提高自身的慎独精神,端正工作态度,让全体员工都重视差错。

(5)加强沟通,相互监督,相互提醒,减少差错。

(6)将已发现的差错详细记录在用药差错本上,以便分析。

经过此次PDCA循环后,贴签差错率大大降低,起到了减少差错的作用,见表2-3-1。

表 2-3-1   2016 年 7—10 月贴签差错数

时间	2016 年 7 月	2016 年 8 月	2016 年 9 月	2016 年 10 月
总贴错数	31	19	10	5

由于 PIVAS 工作流程复杂,涉及审方、贴签、摆药、混合调配以及核对等诸多环节,且药师和护士的分工并没有一个完全的界定,所以任何一个环节的遗漏都有可能导致差错的发生。我们在统计分析后发现这部分差错主要来源于贴签、摆药、混合调配时的错误以及输液成品混科等。对于 PIVAS 内部出现的差错,我们一经发现,就会对差错进行及时更正和处理,并在 PIVAS 工作差错登记表中进行登记(图 2-3-1),详细记录差错发生时间、患者病区、患者姓名、差错内容、差错人、检出人等。PIVAS 有专人每月对用药差错情况进行汇总并上报药学部,每半年进行一次总结,分析 PIVAS 内部差错产生的原因,提出相应的整改措施,尽可能避免人为因素导致的差错,消除安全隐患,提高临床用药的安全性。

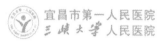

静配中心工作差错登记表

日期	科室床号	姓名	差错内容	差错人	检出人	解决办法

图 2-3-1   工作差错登记表

(二)PIVAS 的外部差错

对于 PIVAS 的内部差错,虽经过及时处理未对患者造成任何伤害,但仍存在较大的潜在风险。如果差错在 PIVAS 内部没能及时拦截,一旦送至病区,就可能对患者生命健康造成不同程度的伤害,这也是我们所说的 PIVAS 的外部差错。我们在统计分析后发现这类差错主要有混合调配错误的成品输液送至病区、成品输液混科、空包药品数量错误等。任何一个环节的纰漏都有潜在的用药风险。成品输液离开 PIVAS 后一旦发现任何安全隐患,我们将会在第一时间召回成品,并在成品召回记录表上进行登记(图 2-3-2),详细记录事情的经过和处理办法,严禁病区自行处置。

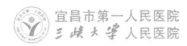

静配中心成品召回记录表

患者用药日期:　年　月　日		退回登记日期:　年　月　日			
患者信息	姓名	性别	科室	床号	
退回药品处方内容					
退回原因	具体原因			处理结果	
1.混科					
2.调配错误					
3.破损、漏液					
4.颜色异常、浑浊					
5.未盖章					
6.其他原因					
差错人:	核对人:		登记人:		

图 2-3-2　成品召回记录表

(三)差错产生的原因及对策

PIVAS差错产生的原因有人为因素和非人为因素两个方面,其中非人为因素主要是由于易混淆药品产生的差错。易混淆药品包括"看似、听似"药品、"一品多规"药品以及多剂型药品等。其中"看似、听似"是指药品的包装看似、名称看似、名称听似和治疗分类相似。通过分析全院的用药差错情况,充分听取来自药师、医师和护士的用药反馈后,药学部制订了本院"看似、听似"药品目录和"一品多规"药品目录,要求各科室在每周一例会上进行学习,而PIVAS作为全院住院患者的静脉用药核心部门,PIVAS员工要做到全员熟知并进行定期考核。此外,针对易混淆药品产生的差错,PIVAS也加强了管理力度,并根据各种潜在的安全隐患采取了相应措施。

(1)制作"看似、听似"药品、"一品多规"药品警示标识,并贴在摆药架的相应位置,提高药师和护士的警觉性。

(2)易混淆药品的摆放遵循相关原则,避免在相邻同排位置摆放。贵重药品也有特殊标识以示提醒。

(3)我院定期发布"药学快讯",收集最新的药物相关信息和易混淆药品的更新替代情况,以适应学科发展需要。

(4)对于差错事件,除了汇总上报药学部之外,还需在医院内网的"药品不良事件上报系统"中如实填报。

人为因素是PIVAS差错产生的根本原因,也是解决差错问题的关键所在。员工的责任意识直接影响 PIVAS 的工作效率和工作质量,PIVAS 药师除了审核全院静脉用药医嘱外,还要进行药物的调配、提供药学服务等,工作任务重,因此需要在医疗安全和工作效率之间寻找一个平衡点。差错不可能完全避免,但我们可以用一个好的管理方式将差错发生的可能性降至最低,在 PIVAS 主任的带领下,我们不断改进现有的管理模式。

(1)进一步优化 PIVAS 整个工作流程,从各流程改善工作细节,明确各岗位人员职责及其相关的质量监控,详见第二篇第一章。

(2)加强员工的岗前培训以及在岗培训,尤其是专业知识培训,定期开展日常药品知识讲座,鼓励员工加强业余学习,不断提高业务水平,详见第三篇第二章。

(3)加强责任心教育,提高自身的慎独精神,端正工作态度,做到人人重视差错。在每周的质量安全会议上对本周差错事件进行通报批评,严重案例上墙公示,并根据 PIVAS 制订的差错类别进行不同金额的处罚。

(4)定期组织 PIVAS 员工参加团体活动,如参加羽毛球比赛、参观院史馆等,促进员工之间的沟通和交流,增强集体协作能力,让员工在紧密相连的各个工作环节中相互监督,相互提醒,减少差错发生。

监测用药差错,可有效降低患者用药风险,保障患者安全。但我院 PIVAS 的用药差错管理系统还需逐步完善,我们也在不断摸索。对于药品不良事件的上报,我院采取非惩罚性主动上报原则,但医师和护士较少主动上报,不合理医嘱中常见的超剂量用药、溶媒选择不适宜等情况主要由药师干预并上报,这说明医师在开具医嘱过程中仍有许多差错行为有待改进,也说明需要通过定期培训来提高医师的业务水平,同时我院也在不断完善电子审方系统来监测医嘱的合理性,以提高 PIVAS 的审方效率和工作质量。

二、审核医嘱同质化管理

审核医嘱同质化监测主要是将"以问题为基础的学习方法"引入静脉用药调配中心药师审核医嘱的具体过程中,探究出标准化医嘱规范要求,最后进行医嘱审核的同质化管理。

以问题为基础的学习方法(problem-based learning,PBL)是 20 世纪 60 年代加拿大 Mc Master 大学医学院神经病学教授 Barrows 提出的,PBL 教学法的关键在于发挥问题对学习过程的引导作用,激发学习者的主动性和积极性,强调让学习者亲历探索与研究的全过程,促进学习者不断思考,有助于培养学习者自学能力、综合分析能力及创新意识,实现从"学会"向"会学"的转化,有利于提高学习者发现问题、解决问题的能力,培养终身学习的习惯。本节内容是 PBL 在 PIVAS 药师审核医嘱中的具体应用。

实际工作中,我们对临床用药进行干预时,遇到的不合理医嘱主要为用法用量不当、溶媒选择不当、溶媒用量不当、药品间相互作用、重复给药等,以下是具体介绍内容。

(一)用法用量不当

其主要的不合理现象是单次用药剂量过大或者过小,剂量过大,药物毒副性作用增强;剂量过小,血药浓度无法达到治疗窗。

例如:医师开具硫酸镁注射液(10 mL∶2.5 g)×12 支＋5％葡萄糖注射液 500 mL,1次/日。根据硫酸镁注射液的说明书可知,其静脉滴注的用量为每小时 1～2 g,而本医嘱共620 mL 液体量,按正常滴速来计算,每小时用量大概为 10 g 左右,故本医嘱用量过大,建议医师更改为合适的用量。

（二）溶媒选择不当

溶媒本身就具有化学性质,对药品的稳定性存在一定的影响,所以必须合理选择溶媒,保障药品溶解后溶液状态相对稳定。

例如:2.5%硫辛酸注射液(6 mL∶0.15 g)×4 支＋5%葡萄糖注射液 250 mL。硫辛酸注射液说明书中表明,本品不能与葡萄糖注射液、林格氏溶液以及所有可能与硫基或者二硫基反应的溶液配伍使用。

再如:注射用头孢曲松钠 1 g×2 支＋复方氯化钠注射液 500 mL。根据头孢曲松钠说明书可知,本品与含钙的溶媒配伍时,有产生头孢曲松-钙沉淀物的风险。而复方氯化钠注射液说明书中表明,本品为复方制剂,内含氯化钠 0.85%、氯化钾 0.03%、氯化钙 0.033%。

（三）溶媒用量不当

溶媒的用量主要影响药物的浓度,溶媒用量过大会导致药物浓度过低,达不到治疗浓度,溶媒用量太少,药物浓度过大,会因刺激血管导致静脉炎等副作用。

例如:丙氨酰-谷氨酰胺注射液(100 mL∶20 g)1 瓶＋0.9%氯化钠注射液 250 mL。依据丙氨酰-谷氨酰胺注射液药品说明书可知,1 体积本品应至少与 5 体积载体溶液混合(如:100 mL 本品应至少加入 500 mL 载体溶液),混合液中本品的最大浓度不应超过 3.5%。上述医嘱中载体溶媒仅 250 mL,不符合丙氨酰-谷氨酰胺注射液药品说明书要求。

再如:蔗糖铁注射液(5 mL∶100 mg)1 支＋250 mL 0.9%氯化钠注射液。依据蔗糖铁注射液药品说明书可知,1 mL 本品最多只能稀释到 20 mL 0.9%生理盐水中,稀释液配好后应立即使用(如:5 mL 本品最多稀释到 100 mL 0.9%生理盐水中)。故上述医嘱中载体溶媒用量过大。

（四）药品间相互作用

临床上经常遇到两个及两个以上品种药品混合调配医嘱,由于药品在溶解状态下的稳定性相对较差,并具有明显的化学特性,一般不建议多品种药品混合调配,确实需要混合调配的,药师会综合评价医嘱的配伍合理性。

例如:钠钾镁钙葡萄糖注射液(乐加)500 mL＋硫酸镁注射液(10 mL∶2.5 g)。乐加为复方制剂,其中含有葡萄糖酸钙,与硫酸镁配伍使用易生成难溶性絮状物。

再如:浓氯化钠注射液(10 mL∶1 g)×2 支＋脂肪乳注射液 C14-24 (250 mL∶50 g)。根据脂肪乳注射液的说明书可知,不允许将本品作为浓缩电解质和其他药物的载体溶液使用,否则不能保证乳液具有足够的稳定性。不允许未经检验便将其与其他输注溶液混合,否则不能保证脂肪乳的稳定性。

（五）重复给药

当一个患者的医嘱中出现同一天使用频次相同的两个品种药物,且两种药物药理作用相似时,可以认定为重复给药,需联系临床医师确认医嘱。

例如:盐酸纳美芬注射液(1 mL∶0.1 mg)1 支＋注射用盐酸纳洛酮 1.2 mg×7 支＋钠钾镁钙葡萄糖注射液 500 mL,1 次/日。盐酸纳美芬注射液与注射用盐酸纳洛酮均为阿片受体拮抗剂,药理作用相近,故属于重复给药。

又如:医师开具注射用多索茶碱(规格 100 mg)3 支,加入 0.9%氯化钠注射液 100 mL

中静脉滴注,另再开具注射用二羟丙茶碱(规格 0.75 g)1 支,加入 5% 葡萄糖注射液 250 mL 中静脉滴注。而二羟丙茶碱和多索茶碱都属于呼吸系统用药,均用于支气管扩张、支气管哮喘,药理作用相同,同时使用属于重复用药。

再如:医师开具注射用甲泼尼龙琥珀酸钠 500 mg 1 支＋0.9% 氯化钠注射液 500 mL,1 次/日。另再开具氢化泼尼松注射液(2 mL:10 mg)×6 支＋ 0.9% 氯化钠注射液 250 mL,1 次/日。根据氢化泼尼松药品说明书可知,静脉滴注本品,一次 10～20 mg。本医嘱剂量选择为 60 mg,而 60 mg 为常用口服剂量,静脉滴注剂量过大,建议医师修改剂量。且甲泼尼龙琥珀酸钠和氢化泼尼松都属于激素类药物,同时联用属于重复给药。

（六）总结

日常工作中,遇到上述问题医嘱时,须详细记录在用药干预记录表上(图 2-3-3)。通过对日常用药干预情况的分析学习,我们积累了丰富的工作经验,同时慢慢形成了自己的一套工作模式,在审核处理全院四十多个科室数千条的临床医嘱上,也更加规范合理。

三、高警示药品管理

PIVAS 是将静脉用药在洁净环境下集中调配并运送至各病区的药学服务部门,这种集中式大批量的药品管理模式使得高警示药品的使用相对集中,同时也使得用药风险增加。高警示药品作为一种特殊药品,如果使用和管理不当,将直接影响患者生命安全。为此,我院 PIVAS 根据本院实际用药情况就高警示药品的管理制订了一套完善的规章制度,最大限度地保障患者用药安全。

（一）高警示药品的概念

高警示药品是指使用不当会对患者造成严重伤害或死亡的药品。高警示药品出现差错的情况一般不常见,但一旦发生则可能引发严重后果。我院根据 ISMP 在 2019 年公布的 22 类高警示药品目录及其 13 个特殊种类,并结合全院实际用药情况制订了我院的高警示药品目录。其中,遴选出的 PIVAS 的高警示药品有 8 类,具体药品如下:①高渗葡萄糖注射液;②胰岛素注射液;③高浓度电解质;④危害药品;⑤肠外营养剂;⑥茶碱类药物;⑦缩宫素;⑧脂质体药物。

（二）高警示药品的管理

PIVAS 工作流程复杂,为降低高警示药品使用及管理不当带来的风险,我院 PIVAS 采取了一系列措施,如采用计算机系统进行辅助管理,使用不同颜色的摆药筐和储存箱以示区分,摆药架上贴高警示药品警示牌等,这些举措在实际工作中也起到了积极防范差错的作用。

1. 专区摆放 我们将高警示药品在摆药区设置专门药架集中存放,易混淆药品在标签上做颜色区分,以免混淆。对不能直接静脉注射的高警示药品如胰岛素注射液等设置相应的警示标识,如图 2-3-4 所示;针对危害药品进行专柜存放,由专人摆药、专人核对,对所有的危害药品实施双人复核制。

2. 专人管理 指派专人对 PIVAS 的高警示药品进行专项管理,每日下班前核对高警示药品数量,要求做到账物相符。PIVAS 主任定期检查高警示药品的质量和有效期,并对检查结果进行分析总结,发现问题及时查找根源,不断改进高警示药品的管理模式,优化储

宜昌市第一人民医院
三峡大学 人民医院

用药干预记录表

日期： 年 月 日

患者信息	□男 □女	年龄：		科别：		病例号：	
临床诊断							

		药物通用名	单次剂量	给药频次	途径	溶媒名称及用量	起止时间
用药情况							
用药合理性评价	□ 药品适应证与诊断不符 □ 药品剂型或给药途径不适宜 □ 联合用药不适宜 □ 药品间有配伍禁忌 □ 药品间有相互作用 □ 重复给药 □ 溶媒选择不当 □ 溶媒用量不当 □ 用法用量不当 □ 给药速度不当 □ 其他用药不适宜情况						
药师意见：							
干预结果：							

图 2-3-3 用药干预记录表

存条件,严防差错发生。

3.合理储存 根据说明书中药物的性质和要求选择适宜的储存温度和环境,例如:高渗葡萄糖注射液和高浓度电解质常温放置即可;未开封的胰岛素注射液在 2～8 ℃ 的冰箱

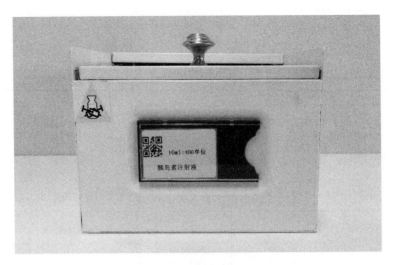

图 2-3-4　高警示药品标识

中放置,开封后未用完的胰岛素注射液贴好瓶口贴后放入专用摆药盒中常温放置;危害药品则根据药物自身性质来选择,常用的表柔比星、长春地辛等药物需要放置在 2～8 ℃的冰箱中保存,注射用环磷酰胺、注射用顺铂、卡铂注射液等药物常温放置即可。此外,由于光照影响药物稳定性,为了避免光照降低药效,增加毒性产物,我院 PIVAS 对所有危害药品都进行避光保存。

4. 调配管理　高警示药品在调配过程中要密切关注使用剂量及其配伍禁忌,例如,10％氯化钾注射液在 500 mL 溶媒中的最大使用剂量为 15 mL;25％硫酸镁注射液和葡萄糖酸钙注射液不宜配伍使用。危害药品的溶媒选择和剂量应更为慎重,从接收病区医嘱到调配完成的整个流程进行多方核对和拦截,杜绝差错发生。我们制订了"危害药品调配注意事项一览表",表上列举了 PIVAS 所有危害药品的溶媒选择、安全使用剂量,及混合调配方式方法,并贴在审方电脑和调配危害药品的生物安全柜旁边以供审方药师和调配人员参考。危害药品从贴签到最终的成品核对均执行"双人核对签字"的模式,在每个环节严格把控。在危害药品的混合调配过程中,针头抽吸药液时,可能有肉眼看不见的药液与空气中的灰尘或颗粒物进行吸附混合,形成含有毒性微粒的气溶胶或气雾飘散于调配间内,通过皮肤、呼吸道等途径进入调配人员体内,因此,危害药品的混合调配过程要格外小心。我院 PIVAS 对危害药品的混合调配有规范的操作流程和要求,混合调配人员需穿着专业防护服,佩戴双层手套、防护口罩和护目镜,但实际操作中发现佩戴护目镜后容易起雾,造成视物不清,严重影响调配工作,这也是亟须解决的问题。调配完成后的清洁工作也不容忽视,若清洁不彻底可能引发交叉污染,工作人员必须加强危险防护意识,避免徒手操作。此外,我院 PIVAS 还制订了"危害药品溢出应急预案",分别对西林瓶和安瓿意外打碎后的应急处理方法做了系统的归类,备有危害药品溢出应急包(图 2-3-5),并拍摄了教学视频供全科室员工学习。

5. 员工培训　PIVAS 主任定期召开质量安全会议,对全员进行培训和教育,强化责任意识,要求人人掌握高警示药品目录,熟悉高警示药品品种,随时对 PIVAS 高警示药品目录进行更新调整。对高警示药品的管理应贯穿始终,从接收病区医嘱到摆药、混合调配、核对整个工作流程严格把关,减少用药差错发生。

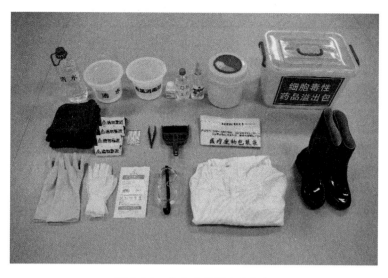

图 2-3-5　危害药品溢出应急包

（三）小结

PIVAS的集中调配模式使得高警示药品的用药风险相对集中,但是只要控制得当,不仅有利于患者用药安全,同时也能增强工作人员的职业防护。随着我院病区的不断增加,PIVAS日均调配量尤其是危害药品的临床使用量也日益增多,这也提醒我们要高度重视高警示药品的管理。高警示药品的管理重点在于将各项举措落到实处,严格按照标准操作规程和相关制度执行。PIVAS搭建临床安全用药、合理用药的药学服务平台,可提升药品的现代化管理水平。

四、药品注射液残留量管理

我院PIVAS对病区成品输液供应的不断扩大,日均调配总量达几千袋,在如此高效率、快节奏的工作环境下,调配完成后西林瓶和安瓿中的药物残留是一个不容忽视的问题。例如:混合调配完成后安瓿中残留药液为0.2 mL,对于5 mL规格的注射液来说,药物残留百分比为4%,但对于1 mL规格的注射液而言,药物残留百分比高达20%;同样,注射用无菌粉末规格不同,残留量也有很大的差异。残留的药物直接影响用药准确性,致使实际治疗量少于医嘱用量,从而影响药物浓度,达不到应有的治疗效果。为此,我院PIVAS制订了药物残留量监测体系,并将其纳入PDCA循环管理,通过逐步改进,以确保临床输液的治疗效果。

（一）残留限度标准的设定

目前,国家尚无有关安瓿或西林瓶中药物残留量限度的统一标准,国内PIVAS多为自定标准。我院PIVAS依据2020年版《中华人民共和国药典》第四部0102注射剂中注射剂的灌装标志项,制订了静脉用药调配残留量限度标准,见表2-3-2。

表 2-3-2　安瓿类静脉用药调配残留量限度标准

剂型	标示剂量	残留限度	代表药品
注射用浓溶液	1	0.10	缩宫素、维生素 K_1
	2	0.15	维生素 B_6、维生素 C、复合磷酸氢钾
	5	0.30	蔗糖铁注射液、左卡尼汀注射液、氨甲环酸注射液
	10	0.50	门冬氨酸鸟氨酸注射液、门冬氨酸钾镁注射液、10%氯化钠注射液
	20	0.60	小儿复方氨基酸注射液、依达拉奉注射液

例如,注射用浓溶液左卡尼汀注射液的标示装量为 5 mL,若调配后安瓿残留体积量超过 0.3 mL(1 mL 针筒测量,可精确到 0.02 mL),则视为残留量偏大,反之则视为残留量在可控范围内。

（二）抽样药品的选择

结合我院 PIVAS 的实际用药情况,我们以用量大、易观察、方便统计、各规格都有的原则选取待抽样药品,并根据抽样公式来确定本次抽样药品的样本量,见表 2-3-3。

表 2-3-3　静脉用药抽样表

抽样药品	日平均使用量/支	样本量/支
1 mL 缩宫素注射液	72	14
2 mL 维生素 B_6 注射液	32	19
5 mL 左卡尼汀注射液	102	11
10 mL 门冬氨酸鸟氨酸注射液	55	8
20 mL 小儿复方氨基酸注射液	16	5

根据抽样公式(总取样数为 n,$0<n\leqslant3$ 时,每件取样;$3<n\leqslant300$,取样件数为 $(\sqrt{n}+1)$ 件;$n>300$,按 $(\sqrt{n}/2+1)$ 的件数取样)来确定本次抽样药品的样本量。

药品注射液残留量合格率=合格数/检查数量(50 支)×100%。

PIVAS 每月对药品注射液残留量进行检查,对于检查中发现的不合格药品进行分析,并采取小组讨论、总结经验等措施来改进工作质量,同时将检查结果及改进措施以报告的形式上报药学部。

（三）原因分析

关于药品注射液残留量不合格的原因也是多方面的。PIVAS 调配任务重、调配时间紧迫、调配人员责任心不强或操作不熟练,都可能使药品注射液喷洒在台面上、残留在西林瓶或安瓿底部,致使实际用量少于医嘱用量,从而影响药物浓度,直接影响治疗效果。

此外,注射器的选择与使用也是影响药品注射液残留量的重要因素,传统的斜面针头由于斜面较长,在抽吸时无法抽取底部药液,而且容易将药液中的微粒一同吸入,增加了注射风险。与此同时,针头与针栓脱离现象频发也可能造成剂量不准确,这些问题均会造成不同程度的药品注射液残留。

（四）解决对策

1.设立混合调配标准操作规程及流程　严格执行操作规程,由操作规范的同事负责培训新进员工及混合调配时残留量较大的员工。

2.调配时轻拍安瓿头部,减少安瓿头部的液体残留　合理运用砂轮,减少开口时破损漏液及抽吸时漏液,减少残留药液体积（对于高浓度溶液必要时荡洗）等。

3.规范化培训　对新进员工进行规范化培训,培训合格后再上岗。

4.讨论与分享　定时开展调配技巧讨论与分享,共同提高调配操作质量及减少混合调配时药液残留。

5.每月不定时抽查药品残留量　重点检测残留量较大的混合调配人员,对其进行不间断的提醒、监督和规范化培训。在提高药品利用率,保证患者输液浓度的精准度的基础上再提高混合调配速度。

6.统一使用斜口注射器　使用时先固定针头,防抽吸时针头脱落。

7.针对不同规格的安瓿选取不同规格的注射器　20 mL 药液选用 30 mL 注射器,10 mL、5 mL、2 mL、1 mL 药液选用 10 mL 注射器较为合适。注射器的合理使用,不但提高了调配成品输液的速度,也保障了成品输液的质量。

8.人员安排　增加混合调配人数,合理分配调配间人数;实行单品种配药,保证工作连续性。

9.设备的维护　定期维护设备,降低工作环境噪声。

（五）成果

通过一系列改进措施,我们对选取的五种安瓿类药品进行残留量测定,结果显示有统计学意义（表 2-3-4）,说明我们的改进措施切实有效地降低了药品注射液残留量,提升了PIVAS服务质量。

表 2-3-4　改进前后每支药液残留量对比

药物	改进前残留量/mL	改进后残留量/mL
缩宫素注射液	$0.12190476 \pm 0.057893422$	$0.06833333 \pm 0.018662545$
维生素 B_6 注射液	$0.19315789 \pm 0.056168548$	$0.09719298 \pm 0.057038683$
氨甲环酸注射液	$0.31242424 \pm 0.082449862$	$0.19000000 \pm 0.043512450$
门冬氨酸鸟氨酸注射液	$0.52041667 \pm 0.077509600$	$0.34958333 \pm 0.058997915$
小儿复方氨基酸注射液	$0.61200000 \pm 0.132363137$	$0.39400000 \pm 0.151921032$

（六）总结

足量有效的药物治疗是疾病得以控制的重要保证,而药物残留又显著影响其"足量"和"有效",因此 PIVAS 的工作人员都要秉承高度的责任心,以科学的混合调配方法,认真完成每袋输液的混合调配工作,尽可能减少药物的残留问题,避免药物浪费的同时,确保患者用药剂量的准确和有效。目前,智能静脉用药调配机器人的应用使得静脉输液调配过程更为高效、便捷,通过在密闭配药环境中实现药剂的精确抽吸,不仅能提高混合调配工作效率,还能减少药物残留和混合调配差错的发生。但对于部分难溶性药物,机器人仍然无法实现药物的完全无残留,这也是今后研究的一个重点。此外,由于国外 PIVAS 起步早,生产工艺较为先进,部分厂家借鉴国外工艺研制的双室袋产品,不仅有效地解决了药物残留量的问题,同时也避免了混合调配过程中的污染问题,这类新技术、新包装也值得我们借鉴和学习。

五、耗材管理

在 PIVAS 的日常工作中,涉及的耗材主要有医用耗材和办公耗材,医用耗材主要有一次性注射器、全静脉营养输液袋、一次性灭菌橡胶手套、一次性口罩、碘伏、75％乙醇等;办公耗材主要有标签纸、打印专用色带、A4 打印纸、中性笔等。PIVAS 对本部门耗材实行集中化管理,安排专人进行专账管理,最大限度发挥 PIVAS 的集中调配模式而减少耗材使用量。

(一)医用耗材的管理

随着现代医学技术的发展,各种医用耗材广泛用于临床治疗活动中,对于 PIVAS 而言,一次性无菌医疗用品的使用不仅可以提高调配工作效率,同时也能在一定程度上降低医源性感染发生的风险,保障患者健康。但若一次性无菌医疗用品管理不当,不仅危害患者健康,还可能造成医疗事故和纠纷,因此,PIVAS 对一次性无菌医疗用品的管理有严格的流程和监督模式。

鉴于 PIVAS 的工作性质的特殊性,每日需大量使用一次性无菌医疗用品,因此,PIVAS 安排专人负责其申领和发放。关于一次性无菌医疗用品的申领,由 PIVAS 主任根据每周使用量及近期工作量综合统计后制订申领计划,避免大量领用造成一次性无菌医疗用品的积压失效。验收入库过程中,严格执行验收登记制度,认真检查一次性无菌医疗用品外包装是否完好无损、效期是否合格,仔细核对其名称、数量、规格后做好登记工作。申领入库后分类定位存放,并根据批次不同做好有效期标识,做到近效期先出。工作人员在使用时仔细检查小包装是否破损、产品是否洁净、标识是否清楚,如发现质量可疑应停止使用并及时告知 PIVAS 主任,上报监督管理部门。

我院 PIVAS 实行单品种集中调配模式,在一定程度上可实现消耗性材料的共享。相同品种的药物集中调配不仅能最大限度减少一次性注射器的使用,同时也减少了一次性口罩及手套的消耗,降低调配成本,节约资源。废弃的一次性无菌医疗用品按照医疗废物管理规定进行分类处理与回收。一次性口罩、手套、帽子,一次性注射器和全静脉营养输液袋连接管置于医疗废物包装袋中封口转移,注射器针头放入利器盒内。

除上述常用的一次性无菌医疗用品外,PIVAS 的日常工作还涉及碘伏、乙醇等医用耗材。由于工作流程较多,利器损伤在 PIVAS 较为常见,碘伏作为常用消毒液必不可少,但碘伏开启后须在一周内用完,因此碘伏消毒液应注明开瓶日期。此外,在药物溶液的调配过程中,常用 75％乙醇来消毒操作台面、药品以及溶媒,每日使用量较大,但乙醇属于易燃易爆物品,因而对乙醇的存放和使用有特殊规定。我们设有乙醇专用储存柜和使用登记本,工作人员从储存柜中取用乙醇后要及时登记并清点乙醇数量,要求账物相符率达到100％。

(二)办公耗材的管理

PIVAS 每日从病区接收大量长期医嘱,其办公耗材的使用也日益增多,为了保证

PIVAS的日常工作井然有序,我们对标签纸和打印色带的管理有明确规定。一方面,PIVAS耗材管理人员对每季度标签纸及打印色带使用量进行统计,并结合近期使用量制订合理的申领计划。另一方面,每日主班人员要关注标签纸及打印色带的库存量,发现库存不足时及时通知耗材管理人员进行申领,以免因影响病区医嘱的正常打印而扰乱临床工作秩序。

PIVAS除了负责病区的长期用药医嘱外,还负责科室规章制度的建设和完善、用药干预以及差错分析等,各方面工作均有标准化的管理模式,但同时也面临着无收费项目的办公耗材使用量多,运营成本高的问题。据此现状,我们通过PDCA循环管理来减少耗材的使用,采取了一系列改进措施。例如有以下措施:

(1)强化教育培训:树立并养成爱护公物,勤俭节约的意识。定期对全科室人员进行集中培训,促进科室人员养成节约环保意识。

(2)规范耗材管理相关制度:由专人负责科室耗材的管理,完善纸质制度条例,严格执行放置、领取、使用的各项规定,责任到人,并集中学习各项制度条例。

(3)加强监督管理:针对科室中的浪费行为,及时指出,并让科室里人员互相监督提醒。做好耗材入库、使用的登记,专人负责,并严格控制数量。

(4)利用科室资源减少耗材使用:单面说明书用来打印或者做草稿纸。可再次使用的已打印纸摆放在固定位置以供二次使用。每人领用一支中性笔和一支圆珠笔并贴上姓名,避免遗失。

(三)改进成果

经过切实的管理措施,我们发现耗材明显减少,主要项目如表2-3-5所示。

表2-3-5 改进前后耗材对比

项目	2017年1—5月	2017年6—7月
A4纸月平均用量/张	180	20
中性笔月平均用量/支	24	0
中性笔芯月平均用量/支	4	10
圆珠笔月平均用量/支	9.6	12

PIVAS建立的初衷是为住院患者提供更为安全有效的静脉用药,推进医院药学向技术服务型转变。PIVAS的集中调配模式在为患者用药安全提供保障的同时,也减少了医用耗材的使用。与此同时,我们对医用耗材和办公耗材的管理都有严格的流程和模式,由专人负责申领和发放,确保PIVAS日常工作顺利开展。对于可节约的办公耗材,我们通过PDCA循环优化现有的管理模式,节约成本。打印医嘱的标签纸和专用打印色带在办公耗材中占据较大比重,促进了医院静脉用药的处方传递从手工抄写和人工传递到数字传递的转变,是优化资源调配、提高工作效率必不可少的工具。病区医嘱经内网传至PIVAS后,电子处方便于药师审核,药师能及时对用药不合理医嘱进行干预,同时也避免了手写处方因字迹不清而导致的用药差错,降低了医疗风险发生的概率,切实维护了患者利益。综上所述,在医用耗材和办公耗材的管理方面,我们尽可能地优化现有的资源调配,促进医院的可持续发展。

六、小结

PIVAS 的建立实现了医院药学服务模式的转变,更多的以患者用药安全为服务理念,质量控制是这一理念的关键环节,而就 PIVAS 在我国的发展现状来看,国家尚未出台统一的质量控制管理体系和监测指标,许多问题还需在实践中不断摸索和解决。我院 PIVAS 自 2009 年建成并投入使用以来,始终将质量控制作为工作的核心内容,致力于构建符合我院具体情况的完整规范的管理体系。三级质控体系是我院 PIVAS 的工作导向,我们据此确定了 5 个主要的管理项目来保障质量控制工作,经过多年的实践和完善,我院 PIVAS 的质量控制工作已初见成效,各工作流程井然有序,各环节均符合相关质量管理规范,病区医嘱干预率显著下降,用药差错事件明显减少,员工责任意识和工作积极性也得到了极大改善。

由于诸多客观因素的制约,我们的评价体系也存在一定的局限性,例如部分管理项目监测指标的实施是通过人为判定的,是从定性的角度来进行分析的,这样就缺乏严谨度,而我们的药液残留量的管理的监测指标则是采用定量的方法对数据进行精准的分析,结果更加准确可靠。因此,在后续的工作中,我们将不断地寻找问题的根源,深层次探索问题发生的本质,更多地对各项管理指标进行量化考核,做到有理可依、有据可查。此外,我们也要在实践中不断创新,确定更多切实可行的管理项目来完善我院 PIVAS 的质量控制体系,由此开展全面质量控制,及时将差错消灭在萌芽状态,有效保障各工作环节的质量,更好地保证输液安全,提高患者满意度,提高医院的社会效益和经济效益。

总之,质量控制工作任重而道远,并非一朝一夕就能完成,还需部门员工齐心协力,提高团队凝聚力,将 PIVAS 的三级质控体系落到实处,构建更加合理的安全用药平台。

(刘晶　徐凤琴　向燕　赵鹏)

第三篇 PIVAS工作质量提升

第一章　信息系统嵌入PIVAS日常工作管理

第一节　PIVAS信息系统建设的必要性分析

信息系统的建设,是保证PIVAS顺利运行的重要环节。从基本需求角度来分析,PIVAS的信息系统是PIVAS运行的必要条件,没有相应的信息系统辅助,最基本的运行功能都无法实现。从PIVAS工作的运行效率及质量安全的角度来分析,PIVAS要进一步实现药师在医嘱合理性审核上的作用,同时又要有效提高整体工作效率,信息系统的更新优化升级便是一个很好的选择方案。在提高PIVAS整体工作效率方面,通过信息系统的流程管理,可以减少多余环节,通过条形码等技术手段可实现物流追踪等,都可以显著减少专业技术人员的人力投入;从信息技术的进步、互联网信息时代的发展来分析,信息系统嵌入日常工作管理中是必然的。

综上所述,PIVAS的信息系统建设不仅是必须的,更是大有裨益的。PIVAS的信息系统建设与优化是医疗机构整体药学信息系统建设的重要组成部分,其建设与运行需符合相关法律法规的要求。而这些要求主要体现在基本规范与专业操作两个方面。

一、基本规范要求

相关规范主要规定了PIVAS信息系统的框架与运行模式等方面内容。卫生部于2010年颁布的《静脉用药集中调配质量管理规范》中,针对PIVAS的信息系统建设做出了明确规定:具有医疗信息系统的医疗机构,静脉用药调配中心(室)应当建立用药医嘱电子信息系统,电子信息系统应当符合《电子病历基本规范(试行)》有关规定。

(1)实现用药医嘱的分组录入、药师审核、标签打印及药品管理等,各道工序操作人员应当有身份标志和识别手段,操作人员对本人身份标志的使用负责。

(2)药学人员采用身份标志登录电子处方系统完成各项操作并予确认后,系统应当显示药学人员签名。

(3)电子处方或用药医嘱电子信息系统应当建立信息安全保密制度,医师用药医嘱及调配操作流程完成并确认后即为归档,归档后不得修改。静脉用药调配中心(室)应当逐步建立完善药学专业技术电子信息支持系统。

国家卫生健康委办公厅2021年12月颁布的《静脉用药调配中心建设与管理指南(试行)》中,第十一条对PIVAS的信息化建设做了明确要求:PIVAS应当建立信息系统,纳入医疗机构信息化建设。按照《医院信息平台应用功能指引》的要求,信息系统应包括提供经药师审核的静脉用药医嘱,按照标准操作程序完成肠外营养液、危害药品和抗生素等各类静脉药物的混合调配等功能。建设信息系统时要按照《全国医院信息化建设标准与规范》

的要求,实现与 HIS 系统信息以及医师、护士工作站信息交互传递与合理处置的功能。

二、专业操作要求

医嘱的信息处理是 PIVAS 信息系统所应具备的核心功能,这就决定了 PIVAS 信息系统建设需要在专业层面参照并遵从所有国家相关规定中对于医嘱(处方)管理的规定。例如《医院处方点评管理规范(试行)》中对于不规范处方、用药不适宜处方、超常处方等的规定都应以具体执行规则或者审核标准等形式表现在 PIVAS 的信息系统中。

(李盛飞)

第二节　PIVAS 信息系统建设的基本构架

PIVAS 信息系统与医院原有 HIS 系统对接后,能有效地利用数据库中的患者信息和药物治疗信息,生成 PIVAS 所需的药品管理、医嘱审核、标签生成、统计、患者基本信息和临床信息等。该系统根据医嘱执行时间,可自动生成输液批次,辅以人工调整便可以做到合理安排患者每天的输液。

PIVAS 信息系统可以归纳为以下四个功能模块的组合:

(1)将 PIVAS 在医院整体信息管理系统(HIS 系统)中作为一个新添加的药房单位进行管理,将普通临床科室药房程序经过简单的改造后,移植用于 PIVAS,以实现跟普通临床科室药房类似的收费、确认、发药流程。

(2)在(1)中提到的 PIVAS 基本信息系统的基础上,植入临床合理用药决策系统(PASS 系统),以加强用药管理。

(3)在(2)中提到的 PIVAS 基本信息系统的基础上,通过条形码实现全程信息化管理,在各重点工序增加条形码设备,将 PIVAS 操作全程信息化,以最大限度地避免人为差错。

(4)在(3)中提到的 PIVAS 基本信息系统的基础上,在 PIVAS 中架构无线局域网络,通过手持式 PDA 等新型电子设备管理各道工序,实现全程信息化管理。

PIVAS 的顺畅运行,必须拥有以下 6 项基本功能:

(1)调配管理:包括医嘱生成、传输、用药批次生成、标签生成、发出药品统计功能、输液份数统计功能等。

(2)退药管理:药品混合调配前医嘱可以修改,但已经下达到 PIVAS 的医嘱必须由临床科室做退药医嘱申请,由 PIVAS 在信息系统上处理后,药费才能自动返还至患者账户。

(3)账物管理:包括 PIVAS 药库申领药品界面,PIVAS 内部库存台账,与各部门往来的调进、调出处理界面,各类报表处理界面等。

(4)医嘱审核:可以查阅患者医嘱、审核患者用药,对静脉药物医嘱的剂量、用药频率、用法、疗程以及药物相互作用、配伍禁忌等进行监测。

(5)查询功能:包括医嘱查询、药品查询、退药查询、按临床科室汇总输液查询、按患者汇总输液查询、临床科室领用药品查询、各种报表和单据查询、患者账户查询、医嘱批次修改查询、患者更改床位信息查询等。

(6)患者基本信息和临床信息：包括患者的姓名、性别、年龄、出生年月、住院号、医保结算方式、患者家属基本情况、联系方式、疾病诊断等。PIVAS信息系统的完善程度直接关系到PIVAS运行的效率及质量安全。

（李盛飞）

第三节　PIVAS信息系统的应用

我院随着医疗工作量的日益增长，对PIVAS工作质量的要求越来越高。为逐步改进我院PIVAS工作模式，优化工作流程，2017年6月药学部将PIVAS系统全面升级后（升级为PIVAS-MATE 3.0，由四川科伦药业股份有限公司提供和维护），与医院HIS系统进行有效对接，利用HIS系统数据库中的患者信息和药物治疗信息，生成PIVAS所需要的包括药品管理、医嘱审核、标签生成等信息，利用PDA扫描标签条形码，就能对输液的审方、打印、混合调配、成品核对、打包、临床科室签收及退药等进行追踪。

一、PIVAS工作流程

我院依据《湖北省医疗机构静脉用药集中调配质量管理办法》以及《静脉用药调配中心建设与管理指南（试行）》，结合本院实际情况，制订的工作流程如下：临床医师开具医嘱 → 电脑数据传递→PIVAS系统数据提取→审方药师医嘱审核 →批次编排→打印标签→贴签摆药→药师核对→由护士或药师混合调配→成品输液核对→成品输液装箱→配送人员送至临床科室→临床护士核对签收。图3-1-1（彩图3）是手绘的PIVAS工作流程图。

二、PIVAS系统介绍

（一）医嘱生成传输

在临床医师工作站，医师开具医嘱，由护士转录医嘱并核对确认，通过HIS系统将患者长期医嘱中次日静脉滴注的医嘱成组地传输到PIVAS。药师确认后，系统从患者账户扣除药品费用。

（二）提取数据

通过PIVAS系统提取HIS系统发药数据，进行后续的处理工作，以便于PIVAS工作的顺利开展，见图3-1-2。

（三）新嘱审方

提取数据到PIVAS系统后，由审方药师对医师用药的适宜性进行审核，审核内容包括：剂量是否准确、溶媒是否合适、药品与溶媒的适宜性、药物的浓度是否符合规定、药品选择是否适宜、用药频次是否准确、药物之间是否存在配伍禁忌等，若不符合规定，与临床科室沟通后对医嘱进行修改，见图3-1-3。

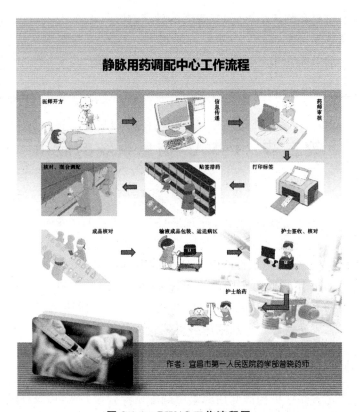

图 3-1-1　PIVAS 工作流程图

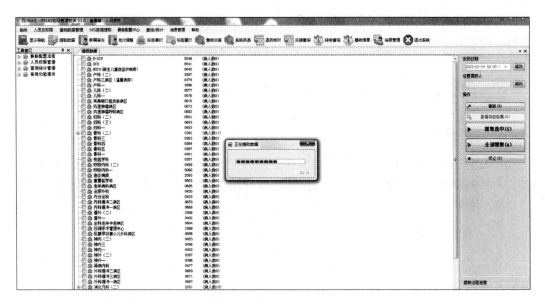

图 3-1-2　提取数据操作界面

（四）批次调整

系统根据医嘱执行时间自动生成给药批次，但是自动生成的结果可能会造成输液分配不均衡，因此，药师需根据不同科室的不同要求对批次进行进一步的调整，见图 3-1-4。

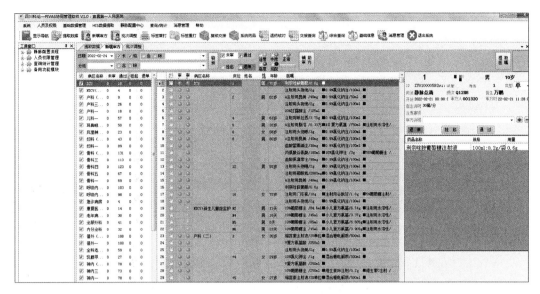

图 3-1-3　新嘱审方操作界面

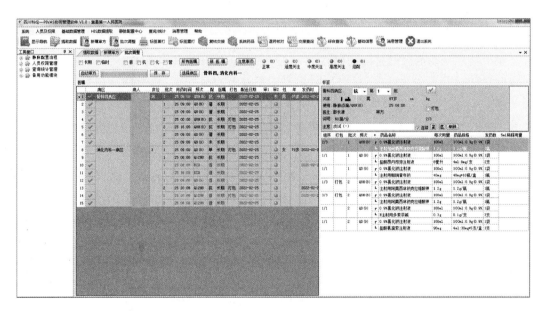

图 3-1-4　批次调整操作界面

（五）标签首打

编排好医嘱后,可以按照批次、临床科室或者床位、日期等一系列选择性的功能进行标签的打印,见图 3-1-5。医嘱录入的时候是按组录入的,即溶媒和对应的药物作为一组,PIVAS标签首打可以将每组的医嘱打印在一张可粘贴的标签上,方便摆药时贴在输液袋上。

（六）贴签摆药

打印出来的医嘱标签由工作人员进行贴签,并将输液按批次分开摆放,贴标签时需要仔细核对溶媒的品种和规格是否正确,核对无误后方可贴在输液袋上。

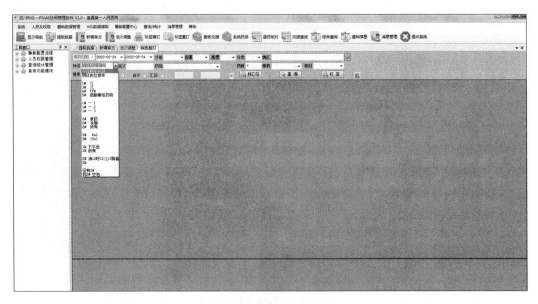

图 3-1-5　标签首打操作界面

（七）药师核对

完成贴签摆药的医嘱进入药师核对区,药师要重点核对批次有没有编排错误、批次与对应颜色的摆药筐是否匹配,核对医嘱标签的溶媒有没有贴错,核对同一摆药筐中是否为同一种药品,还要再次复核医嘱的用药合理性,核对后签章,完成后经传递窗送入调配间待混合调配。

（八）混合调配

PDA 和 PIVAS 系统有效对接,通过 PDA 扫描输液标签上的条形码,可在 PDA 上查看该医嘱的详细用药信息。

混合调配药品前,药师或护士先在 PDA 上用工号和密码登录,混合调配每袋输液前用PDA 扫描输液标签的条形码,PDA 的屏幕上会显示此医嘱的详细信息(包括药品厂家、规格、数量)和混合调配方式,见图 3-1-6,混合调配人员再次核对摆药是否准确,确认无误后

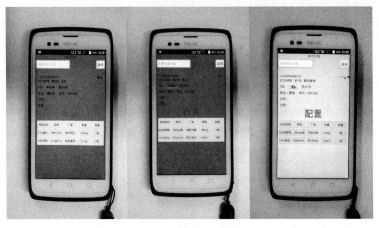

图 3-1-6　混合调配操作界面

进行混合调配。PDA会记录每袋输液具体的混合调配人员,能准确追溯混合调配人员的姓名、混合调配时间等信息,做到责任到人。

（九）成品核对

1. 成品输液核对　对出调配间的混合调配成品输液进行核对,可以查看每袋输液的状态:未混合调配、已混合调配未出调配间、已混合调配已复核、签收等,见图3-1-7。

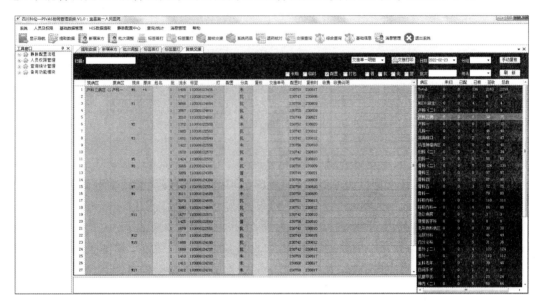

图 3-1-7　成品输液核对操作界面

2. 空包核对　对不混合调配的医嘱或者根据批次编排做空包的医嘱,药师核对后进入装箱核对环节,这里可以显示和查看瓶签是否已经打包核对,并可以查看患者的详细用药信息,见图3-1-8。

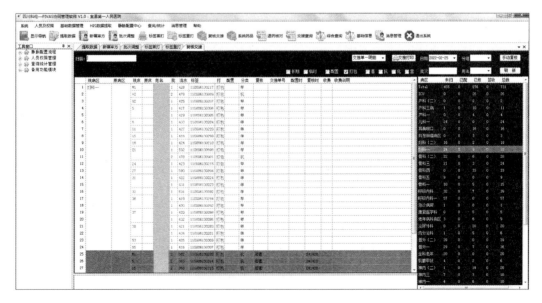

图 3-1-8　空包核对操作界面

（十）成品装箱核对

装箱人员使用 PDA 扫描成品输液、空包二维码和配送箱二维码，匹配后方可进行装箱操作。装箱完成后工勤人员扫描配送箱二维码进行配送，到临床科室后护士扫描二维码进行签收，只有当每一步信息都正确匹配时才能完成整个药品装箱配送签收工作，见图 3-1-9。

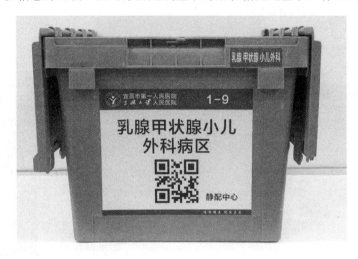

图 3-1-9　装配箱

（十一）药品退药处理

根据临床治疗需求，允许临床科室在规定的时间内对未混合调配的医嘱进行退药处理。临床科室护士要在每日混合调配之前通过 HIS 系统发送药品退单，早班人员需审核 HIS 系统中所有临床科室退单，并在 PIVAS 系统中做提取退药处理，退药为红色标示，见图 3-1-10、彩图 4。

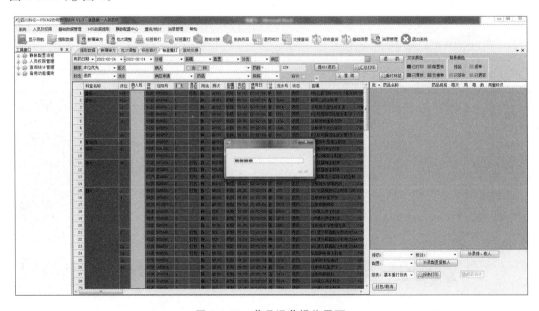

图 3-1-10　药品退药操作界面

以上是从工作流程及系统功能方面对我院 PIVAS 系统进行的简单介绍,PIVAS 信息系统的更新升级为医院开展临床静脉药物规范化调配工作带来了极大的助力,利用软件系统的流程化控制规范了整个药物调配过程中的医疗行为,降低了调配差错的发生率,提升了 PIVAS 工作效率,提高了临床用药安全。通过 PIVAS 系统,药师可直观地了解到每个患者的用药情况,参与临床用药医嘱审核,避免不合理用药的发生。

(郑建灵　沈雁)

第四节　信息系统持续完善,优化工作流程

一、审方系统优化

PIVAS 系统针对工作流程中的医嘱审核,进行升级优化,通过 PIVAS 系统内置的合理用药辅助审核系统可以对临床开具的医嘱进行前置批量审核,并对不合理医嘱进行提示,自主审核后绿色圆圈代表医嘱正常,红色圆圈代表需要高度关注,黑色圆圈代表配伍禁忌。

药师可以依据系统提示,结合相关资料(常用的参考资料有药品说明书、中西药配伍禁忌表和相关文献等),及时与临床医师进行沟通,对问题医嘱进行有效干预。如遇超说明书用药等情况,严格按照医务科规定的超说明书申报流程进行申报,得到医务科批准后方能发放药品。根据颜色提示,审方药师只需要关注一些被拦截的医嘱,然后进行进一步人工审核。这样既有效减少了非必要的工作量,又提升了工作效率。

如确认输液医嘱存在问题,药师应立即电话联系临床科室医师或主班护士,确认其书写或输入的正确性、药品使用的合理性,或提出合理用药建议。

二、医嘱批次编排优化

PIVAS 医嘱批次编排关乎着患者用药的先后顺序,对保证药物疗效、减少药品不良反应的发生意义重大。

原系统医嘱批次划分主要依据医嘱执行时间、用药频次、批次液体量、抗菌药物、抗肿瘤药物、全静脉肠外营养液来编排,不能充分满足不同科室患者的个性化用药需求,需要较多的人工干预,存在较大的失误风险。针对这些弊端,我们从信息系统上对批次编排进行了优化。

系统优化后增设了"批次决策优先级""批次自定义"功能模块,实现了药品类别自定义,并通过设定药品类别数值大小来确定药品批次决策优先级,数值越小,系统决策的批次越靠前。我们根据疾病用药特点、科室用药习惯、药物时辰药理学、药效学、药剂学等特性将临床使用药物分为九类,包括抗肿瘤药物 、抗菌药物、激素类、前药类(主要包括能够显著改善疾病症状的化学药物,如氨茶碱注射液等)、普通类(N)(主要包括神经科常用的化学药物,如依达拉奉注射液等)、普通类(前)(包括适宜提前使用的普通化学药物,如多烯磷脂酰胆碱注射液等)、普通类 、普通类(后)(包括适宜最后使用的普通化学药物,如维生素

及电解质类药物)及止吐类(如昂丹司琼注射液等)。

再结合批次决策优先级原则,定义出医嘱药物的系统批次决策标准顺序,即抗菌药物、激素类、止吐类、前药类、抗肿瘤药物普通类(N)、普通类(前)、普通类、普通类(后),这样能充分满足大多数科室患者的用药需求,而个别科室的特殊用药需求则辅以少量的人工操作即可完成对批次的编排。依赖系统自动匹配后,需要药师手工修改的批次变少,可提高工作效率。这样既科学合理又准确高效,有利于临床安全、合理、及时使用药物。

三、医嘱标签打印、设计优化

根据批次特点,信息系统优化后支持多种打印方式,灵活实现批次、药品、科室或者科室、药品、批次等打印方式的转换。可以根据各项条件顺序来打印标签,以方便摆药人员摆药。

医嘱标签应完整显示混合调配信息,易于辨识;通过信息系统设置醒目提醒信息,如在高警示药品前加★,非整用药剂量用黑框警示,不同规格的同种药品前加▼等警示标识,来提示混合调配人员特别留意;并增加显示"药师提示"信息,如避光输注、滴速等,来指导临床正确使用药物。

系统优化摆药汇总单据打印方式,增加显示各批次药品数量,摆药人员按药品汇总数据摆药,核对人员按汇总单据核对打包,这样能减少工作量,避免差错的发生。摆药方式的优化便于更好地开展工作,如遇异常情况可缩小核查范围,方便及时追踪,有效减少差错的发生。

四、退药模式优化

退费操作的优化:PIVAS自2017年6月应宜昌市物价局相关要求开始收取混合调配费,系统未升级前,退药均需药师自行输入患者住院号找到相应患者信息,由于患者输液计费方式不同,有些长期医嘱患者按人头整体计费时,无法锁定需要退费的那一包,需要把患者当日所有药品整体退费后,再手动录入需计费药品的医嘱信息。如某患者有三包药,临床路径改变后只需要退其中一包,则必须同时退掉三包药之后,再手动计费其余两包。这样对于用药数量较大的科室退费工作烦琐,增加了退费工作的压力,容易发生错误。数字化管理系统升级后,HIS系统、PIVAS-MATE 3.0系统和院内计费系统三者有效衔接,对药品采取单包计费,且将退费与退药程序进行捆绑,在退药信息核对清楚后,点击"退药"便可一站式退费,省时高效。

退药流程的优化:传统的退药流程为临床科室医师发送退药医嘱,由药师审核后找到相应的摆药筐并将药品取出,当退药医嘱较多时,会加大药师的工作量和工作难度,花费大量的时间和精力。为避免传统退药模式的弊端,我院PIVAS信息系统升级后采用PDA连接PIVAS系统,来获取PIVAS的医嘱信息。PDA可在保留红灯区分的同时,录入语音提示,自动区分药品状态(需混合调配、退药或者打包),很大程度上降低了混合调配差错。我们规定在每天混合调配开始前早班人员需要审核所有发药和退药的医嘱,之后不再确认新的医嘱。工作人员混合调配的时候用PDA扫描需混合调配的医嘱,在混合调配核对的同时还可以分辨退药或者空包药品,根据语音提示进行相应处理。

五、提高账物相符率

PIVAS的退药审核和药品出入库等流程与HIS系统的库存量直接挂钩。记账与退费审核成功后,药品库存量自动增减;出入库票据审核确认后,相应药品库存量自动调整。全面优化系统后,严格要求药品在HIS系统按需申领、准确审核临床科室退药、及时确认出入库账单,对从门诊药房或者住院药房临时借调的药品进行及时入库出库确认,对需报损药品落实出库处理,每月盘点做好清库工作,力求账物相符。日常工作中我们制订了相应的制度,即每天工作结束时主班人员必须对当天的所有票据进行核准入库操作,并检查前一天的票据入库情况。

药品入库环节改进:验收入库过程由双人核对签字,做到货票同行,及时开单清账。药品拆零时,仔细检查药品小包装,避免拆零不彻底造成入库数量缺失。及时审核临床科室退药医嘱,并仔细核对溶媒、用药日期以及数量,验收合格后方可进行退药操作。

药品出库环节改进:尽量避免药品外借,对于临床急用需要借出的药品如实登记,并由借出药品的药师在借条上签字盖章,每月盘点前及时追回。门诊药房或住院药房调拨出库要求货票同行。混合调配前仔细核对药名、规格及数量,尽量避免发生差错,对于混合调配错误的药品及时在差错登记本上登记。对于破损药品以及过期药品如实地在破损药品登记本上登记并及时处理,并安排专人负责。对于出现设备或者系统故障而产生的重复发药或者漏发药情况,发现问题后及时联系维护人员并上报负责人,排查原因。

药品盘点环节改进:盘点前做好清库工作,确认出入库单据,外借的药品及时追回归还,并对需要报损的药品先进行出库处理。盘点时耐心细致,认真清点摆药准备区、摆药间、混合调配间以及库房的药品数量,并进行双人核对签字,避免药品的漏盘、重盘及误盘。每季度一次的盘点改为每月盘点,建立药师专人负责制,将账物的核查工作分柜到人,小组内部不定期自行核查,一旦发现账物不符及时寻找原因。

六、医疗安全(不良)事件报告系统

医疗安全(不良)事件,是指临床诊疗活动中以及医院运行过程中任何可能影响患者的诊疗结果、增加患者的痛苦和负担并可能引发医疗纠纷或医疗事故,以及影响医疗工作正常运行和医务人员人身安全的因素和事件。

医疗安全(不良)事件报告的原则:坚持非惩罚性、激励性的原则,鼓励医务人员主动、自愿报告医疗安全(不良)事件。

医疗安全(不良)事件分为四级:Ⅰ级事件(警告事件),是指患者非预期的死亡,或是指在非疾病自然进展过程中造成的永久性功能丧失。Ⅱ级事件(不良后果事件),是指医疗过程中因诊疗活动而非疾病本身造成的患者机体与功能损害。Ⅲ级事件(未造成后果的事件),虽然发生错误事实,但未给患者机体与功能造成任何损害,或有轻微后果而不需任何处理可完全康复。Ⅳ级事件(隐患事件),由于及时发现错误,未形成事实。

与PIVAS工作相关的药品事件是医疗安全(不良)事件的主要内容。在PIVAS的各工作环节,药师或护士发现的药品事件或者临床科室反馈的药品事件,秉承"可疑即报"的原则,在医院局域网中医疗安全(不良)事件报告系统中上报,由药品不良反应监测室统一在"国家药品不良反应监测系统"上报。

PIVAS 常见的不良事件多为 IV 级事件(隐患事件):①差错事件在药品未送出科室前被发现,也就是在科室内部发生的差错,如医嘱的溶媒贴签错误、易混淆药品拿错、混合调配错误等。发现问题后要及时处理,并登记上报。②送到临床科室后,在给患者输注前临床护士发现的差错事件,如发生的混科、贴错标签等外部差错。发现问题后要及时与临床科室沟通,及时处理问题,避免与临床科室产生矛盾。③职业暴露,在药品混合调配过程中,不可避免会产生注射器针头和碎玻璃等损伤性废物,易造成职业暴露损伤,当损伤发生后严格按照要求处理,并及时填报。④在审方、核对、混合调配等各环节中所干预的问题医嘱,也需在 24 h 内上报。每月对已上报的不良事件进行总结分析,讨论改进措施,以期减少用药差错。

七、设备报修"钉钉"软件

本院维修部门细分有 IT 运维公司、医学工程部和修理组等,PIVAS 常用设备电器有台式电脑、打印机、烘箱、电冰箱、录音电话、混合调配间紫外灯和照明灯等。数字化管理改革后,改善了维修职能模糊不清的情况,各部门维修责任进行细分,IT 运维公司主要负责电脑、打印机以及网络物理故障;医学工程部负责设备和仪器故障;修理组负责水电以及非带电的物件故障。PIVAS 设备故障后,只需在"钉钉"上进行故障申报,维修人员可第一时间来处理,既提高了维修效率,设备维护也有据可查。

八、其他

为确保信息化管理的顺利运行,网络安全是重要前提。为保障网络安全,PIVAS 禁止工作电脑插入可移动设备,定期请信息科进行电脑维护,并制订药学部静脉用药调配中心停电应急预案、药学部静脉用药调配中心信息系统故障应急预案等,定期进行培训、抽考和演练,详见相关内容。

(奚炜 李盛飞)

第五节 基于信息化手段开展 PIVAS 用药闭环及安全管理

一、基于 HIMSS 6 级创建的 PIVAS 用药闭环管理

(一)HIMSS 概念

HIMSS 是医疗卫生信息和管理系统协会的简称,它提出电子病历应用模型(electronic medical records adoption model,EMRAM),并将其划分成 8 个等级(0 ~ 7 级)以评价医疗机构的信息化建设水平,见表 3-3-1。与 HIMSS 5 级医院水平相比较,HIMSS 6 级医院最大的优势主要体现在用药闭环管理和智能决策支持上。本部分内容重点阐述的就是基于 HIMSS 6 级创建的 PIVAS 用药闭环管理模式。

HIMSS EMRAM 评级标准见表 3-1-1。

表 3-1-1 HIMSS EMRAM 评级标准

级别	简述
7 级	全面实施电子病历;使用医疗连续性文书(CCD)交互进行数据共享;数据仓库;急诊、日间医疗、门诊等数据连续性
6 级	医疗文档(结构化模块);完整的临床决策支持系统(变异与依从性提示);用药闭环管理
5 级	全面实施(影像归档和通信系统)PACS,彻底取代胶片
4 级	计算机医嘱录入;临床决策支持(临床指南)
3 级	护理/医疗文书(流程表);临床决策支持系统(查错);放射科以外的 PACS
2 级	临床数据中心(COR),受控医学词汇;初级临床支持系统;可使用文档影像系统;医疗信息交换(HIE)能力
1 级	三大辅助科室(检验、放射、药房)系统上线运行
0 级	三大辅助科室(检验、放射、药房)系统均未安装

创建 HIMSS 6 级医院的关键和医院药学管理智能化的重点均在于用药闭环管理。而我院 PIVAS 用药闭环管理主要体现在完整的审方系统(PIVAS 审方系统和全院 HIS 审方系统完美结合)、药品条形码及 PDA 技术、药品智能冷藏信息链三方面,如图 3-1-11 所示。完整的审方系统是医师开具正确医嘱的关键系统,药品条形码及 PDA 技术是药品上架、混合调配及使用的关键技术,药品智能冷藏信息链是保证药品储存及使用质量的信息闭环链。

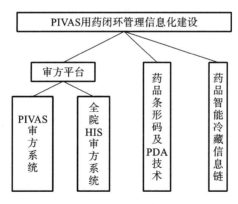

图 3-1-11 PIVAS 用药闭环管理信息化建设

(二)我院案例分享

将信息化手段融入 PIVAS 工作流程中,可实现 PIVAS 用药闭环管理。我院在 2018 年 10 月,由信息科、PIVAS 联合医务科、药学部、护理部,在住院患者静脉输液全过程形成信息化闭环管理,达到了利用信息化手段保障患者输液安全的最终目的。

在医院诊疗活动中,药品的使用起着举足轻重的作用,用药安全一直是医院诊疗过程的重中之重。PIVAS 作为对住院患者长期医嘱进行审核,并按照标准操作规程进行混合调配,从而为临床提供安全且高质量的成品输液的部门,是保障全院住院患者输液安全的核心部门。采用信息化手段对 PIVAS 流程进行重组和优化,将 PIVAS 每步流程嵌入信息化的管理方法,既可以减少核对发生的差错,同时又保证了从医师开具医嘱到患者使用药物的全过程中,所有环节的执行记录均可反馈给医师、护士、药师,从而形成了 PIVAS 用药闭环管理流程全程数字化,这样的信息化手段进一步保障了患者输液安全。传统的流程均为人工核对,即使某一步骤出现差错,同样也能顺利进入下一流程,这样极有可能在最终环节也未能发现差错。传统 PIVAS 流程存在以下缺陷:

(1)医师开具电子医嘱,药物之间的配伍禁忌没有拦截提示。

(2)在医嘱传递至 PIVAS 前药师未进行医嘱前置审核,对医嘱合理性未进行审核。

(3)PIVAS 各项流程均只有人工核对程序,一旦某一步骤错误,后续步骤若疏漏极有可能造成重大差错。

(4)护士给患者用药时若仅人工核对治疗卡也容易出现失误。

鉴于以上情况,为进一步保障患者输液安全,不断改进 PIVAS 流程,我院联合信息科、医务科、药学部、护理部和 PIVAS 成立用药闭环专项小组,多部门协作拟运用信息化手段改进 PIVAS 流程,建立审方系统,成立了审方中心,完善了审方相关制度和流程,进一步加强了对用药安全的监管,同时促进了全院合理用药。

完整的审方系统是开展 PIVAS 闭环管理的重点。首先,我院药学部 PIVAS 对药品数据字典进行补充完善,包括对 HIS 系统中的药品名称、规格、厂家、编号、价格等信息进行补充完善,对合理用药系统中的药品使用说明书、国内外临床指南、注射剂配伍信息等进行补充完善。然后,我院引进临床用药决策支持系统(CDSS 系统)升级合理用药系统,CDSS 系统嵌入医院信息管理系统(HIS),直接与医师开具的医嘱相关联,给临床医师提供用药参考。CDSS 系统主要从以下几个方面对医师开具医嘱进行监管,一旦医师开具的医嘱不合理便及时提示更改,不合理医嘱不能通过系统进入下一个环节:

(1)在医师开具医嘱时,如果对某药品的用法不熟悉,可以随时调取说明书查看,见图 3-1-12。

(2)如果录入的医嘱有配伍禁忌,保存时会弹出重要警示对话框,提醒医师不能这样使用,见图 3-1-13。

(3)如果录入的医嘱药品超剂量,保存时会弹出重要警示对话框,提醒医师不能这样使用,见图 3-1-14。

(4)如果录入的医嘱药品超适应证范围,保存时会弹出重要警示对话框,提醒医师不能这样使用,见图 3-1-15。

在医师开具的医嘱传递至 PIVAS 前,我们增加了一个审方中心,即在医嘱审核界面,嵌入了合理用药审查系统,可以智能地批量审核医嘱是否合理,并以不同的色灯予以提醒。针对不合理的医嘱,审方药师参照处方管理办法、药品说明书、指南文献等,再结合患者病情,对该医嘱进行药品种类选择及其相互作用的重点审核,进行用药前干预。

审方药师审核通过后,护士站才能够进行医嘱确认。若医嘱有疑问,药师需统计分析并反馈临床,将恰当的医嘱评价建议实时地传送到开具医嘱的医师电脑里,然后医师选择同意修改或在线申诉,和审方药师进行信息交互。这一步骤也是在医师特殊用药时的一个补充流程,即对于提示有风险的医嘱,若医师选择强制通过,需写明通过原因,进入审方药师环节,审方药师审核医嘱,并可与医师进行线上交流,判定医嘱是否通过,见图 3-1-16。

审方药师审核通过后,经由护士站确认,确认后的医嘱方可传递至 PIVAS,PIVAS 药

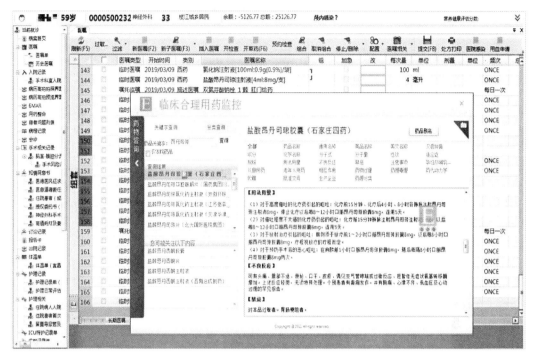

图 3-1-12 调取说明书

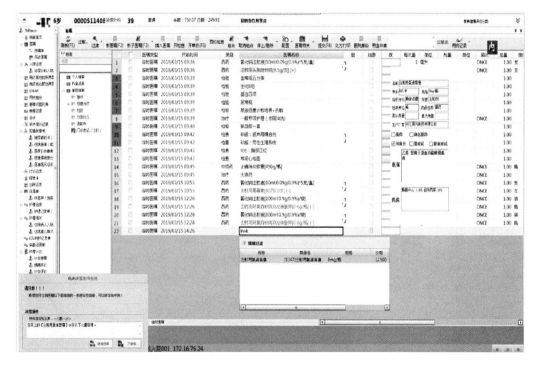

图 3-1-13 重要警示对话框 1

师需继续对该医嘱的溶媒选择、配伍禁忌及浓度限制等进行再次审核。经过药师两次审核后,均合理的医嘱才能进行药品混合调配,不合理的医嘱反馈至临床,再行商议。所以,该审方系统中所有的医嘱信息都是正负反馈式的。

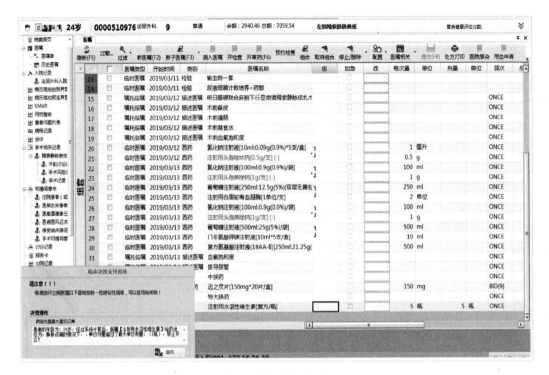

图 3-1-14　重要警示对话框 2

图 3-1-15　重要警示对话框 3

采用药品条形码及 PDA 技术,可实现药品全程闭环管理,提升了药品流通过程追溯管控能力,更好地保障患者用药安全。

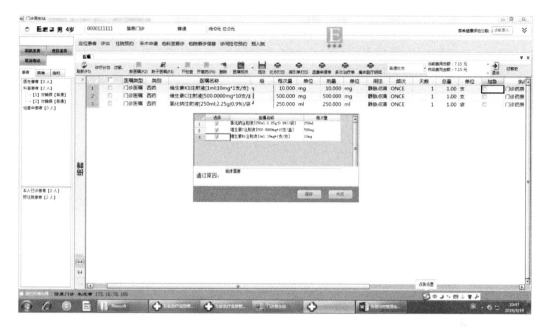

图 3-1-16 线上交流

我院药学部 PIVAS 采用药品条形码及 PDA 技术,实施"药品采购—药品验收入 PIVAS 二级库—扫码上架—药品摆药、贴签—药品核对—药品混合调配—药品成品核 对—药品打包装箱—扫码配送—临床科室接收—患者用药"全过程的扫码,实现药品全程 闭环管理,提高了无纸化水平,降低了 PIVAS 差错,更好地保障患者用药安全。PIVAS 药 师将 PDA 技术融入 PIVAS 整个工作过程。首先,对采购的药品进行 PDA 扫码验收入 PIVAS 二级库,之后进行药品扫码上架。其次,药师采用 PDA 技术对药品进行摆药、贴 签、核对、混合调配、成品核对、打包装箱等一系列操作。最后,药品扫码打包装箱后,对运 送工勤人员胸牌进行匹配扫码,扫码成功后送药工勤人员再将药品配送至临床科室,临床 科室人员扫码接收药品,护士床旁执行时,采用 PDA 技术扫描患者腕带确认其身份,再扫 描药品的二维码信息,两者匹配成功后,才可完成给药。护士通过系统确认给药完成后,医 嘱的执行记录(执行人、执行时间)自动反馈到医嘱系统,医师、护士及药师等均可查看医嘱 的执行状态,从而形成医嘱信息流的正向通路和反向传输环路。

按照流程,药品从药库分送到 PIVAS 后,工作人员需扫描药品外包装及药架上的二维 码,通过信息化手段确保上架的药品与药架匹配正确,如不正确则提示错误。信息匹配成 功后,药品才能上架成功。

药品贴签环节则需要 PIVAS 贴签护士扫描医嘱标签和液体药架二维码(图 3-1-17), 信息匹配成功后,才表明贴签成功。

药品下架环节则需要 PIVAS 摆药工作人员扫描医嘱标签及药架上的药品二维码(图 3-1-18),信息匹配成功后,药品才能成功下架,即摆药成功。PIVAS 核对药师在进行药品 核对步骤时,在核对界面对需调配和空包的药品医嘱标签进行扫描,记录核对人信息。

进行药品混合调配时,混合调配工作人员需严格进行"四查十对",同时扫描医嘱标签 和调配间内摆药盒标签二维码(图 3-1-19),信息匹配成功后方可进行混合调配。PIVAS 已 调配完成的药品出调配间后,成品核对工作人员对成品输液进行核对,并在成品核对界面 留下记录。

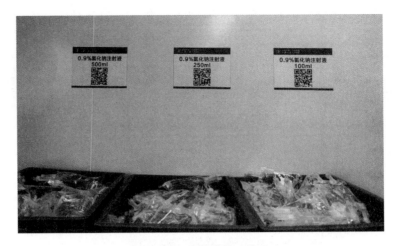

图 3-1-17　液体药架二维码

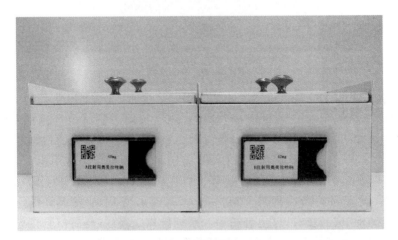

图 3-1-18　药品的二维码

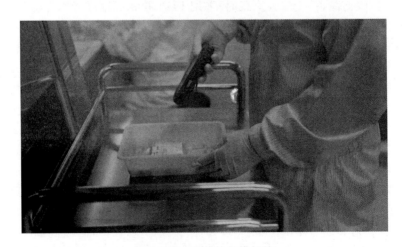

图 3-1-19　扫描枪扫描标签

　　成品输液和空包药品装箱:装箱人员需扫描医嘱标签和各临床科室药品转运箱上的二维码,信息匹配成功才表明装箱成功。若医嘱标签上的科室与配送箱上的科室不匹配则提示错误。装箱完成后系统会生成一个配送箱二维码,配送箱二维码包含整箱药品信息,工作人员扫描配送箱二维码和工勤人员胸牌,即能记录配送人员及时间信息。临床科室护士扫描对应科室配送箱二维码即可完成整箱签收。配送箱二维码见图 3-1-20。

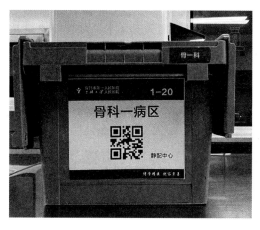

图 3-1-20　配送箱二维码

成品输液送达临床科室后,护理人员在给药前先用 PDA 扫描患者腕带确认其身份,再扫描成品输液医嘱标签信息,匹配成功后,护士方能给药。

以上每个环节均需要扫描之后显示匹配正确方能进入下一环节。为更好实现全流程信息化,实现用药闭环管理,医院所有临床科室以及 PIVAS 贴签区、摆药区、混合调配间和成品核对区全区域覆盖无线局域网络,同时全院配备移动 PDA,保证整个流程均可扫码执行。

图 3-1-21 展示的是改进后的 PIVAS 闭环流程,流程中每一步均需要进行 PDA 匹配扫描,只有匹配成功方能进入下一步骤,否则流程不可向下进行。

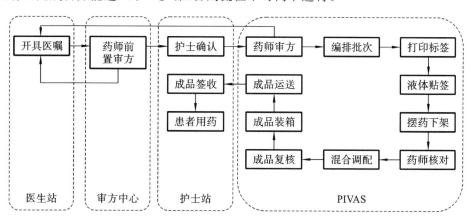

图 3-1-21　改进后的 PIVAS 闭环流程

PIVAS 用药闭环管理的构建,实现了住院患者用药闭环,一方面启用 CDSS 系统、药师审方,保障了用药的合理性,另一方面药品采用单剂量,实现药品上架、摆药、混合调配、物流、执行全流程条码化,保障了用药的准确性。同时将移动信息系统嵌入 PIVAS 系统中,使每一个需要人工核对的环节(摆药、核对、混合调配、成品核对、药品装箱、药品运送等)均采用 PDA 进行核对,最大限度地降低了差错率。

2018年自我院实行PIVAS用药闭环管理以来,在以下六个方面取得了一定的成效:①PIVAS用药流程中,各种系统的综合应用,最大限度地减少了人为差错的可能,最大限度地提升了患者用药安全。②嵌入式的合理用药审查系统,智能地对药物的用法用量及药物间的相互作用批量审核,审方药师只需对智能审核中存疑的医嘱进行复核,极大地提高了工作效率。③PIVAS用药流程每个节点均有执行记录,通过节点分析可对配送时间进行统计分析,进而优化配送策略以减少配送时间。④PIVAS信息化流程改进前,对于药品位置和同品名同规格药品的区分大部分靠人工识别,但是在信息化流程改进后,通过扫描医嘱标签条形码即可显示药品具体信息,包括药品生产厂家信息等。⑤PIVAS信息化流程改进前,临床科室护士签收PIVAS药品时,需对每一包输液进行扫描签收;PIVAS信息化流程改进后,临床科室护士只需扫描一个配送箱的二维码即可对整箱输液进行签收,无须进行每一包扫描操作,大大减少了签收时间,也减轻了护士工作量。⑥PIVAS用药流程每个节点均有执行记录(执行人、执行时间)并自动反馈到医嘱系统,医师、护士、药师可查看医嘱的执行状态,形成医嘱信息流的正向通路和从输出到输入端的反向通路。医院管理部门可以查看医嘱的执行状态和执行偏差,采取针对性的解决方案,从而提升医院的管理能力。

医院实施PIVAS用药闭环管理,可使医嘱执行及药品使用的每一个环节都变得准确且易于控制,对各环节进行监管和监督,降低了差错率,保证了患者安全。对于提升PIVAS工作质量和保证患者用药安全的关键在于PIVAS工作人员能否熟练掌握和应用药学专业知识及电子信息技术,能否将电子信息技术与PIVAS用药闭环管理工作紧密结合。处在社会信息化、高新技术突飞猛进的时代,药学人员需要不断学习,努力提高,并根据学科发展的需要,提出方案并参与软件的联合开发,以求不断提升。在医疗信息迅速发展的时代,应该大力促进新型信息化技术在PIVAS领域的深度应用,有效提高工作效率,减少用药差错,提升药学服务整体水平。

二、基于信息化手段开展安全管理

基于信息化手段改进用药流程,对提高PIVAS的管理成效和降低差错率有显著的作用,因而在我院PIVAS搬迁至新址后,我院想到将信息化手段应用于安全管理。

2018年12月宜昌市第一人民医院静脉用药调配中心搬迁至新址后,占地面积由最初的430 m²变为1500 m²,布局及功能分区更加合理。

在搬迁至新址后,占地面积增加,门禁范围扩大,五楼与六楼都存在门禁,相关设备电源开关位置也覆盖每个区域,分布范围更广。我们在新PIVAS运行初期多次发现存在漏关设备电源开关的情况,这容易存在安全隐患,且长时间设备运作也会导致资源浪费。

在以上背景前提下,基于前期信息化管理理念的深入和较好的相关信息化建设基础,我们想到利用信息化方式进行管理消除隐患,在关键卡口和设备开关处设置二维码,每日固定班型人员关闭电源开关进行扫码确认后方可下班。

巡检系统具体操作时,主班人员利用日常工作使用的PDA,进入桌面的巡检系统小程序,使用个人工号登录后,即可使用PDA的扫描功能对准巡检点二维码进行扫描来记录此次巡检。每日主班人员在下班之前利用PDA对各巡检点进行扫描(图3-1-22),扫描不仅是为了监督和避免遗漏巡检点,最重要的是为了确保关闭相关门禁和电源。

为更快地投入应用扫描系统,PIVAS组织开展专题培训会,并要求全员掌握。同时通

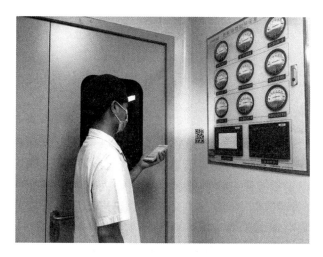

图 3-1-22　每日扫码巡检

过电脑端的汇总系统不定时抽查是否按要求落实安全扫码并通报扫描情况,电脑端汇总系统可清晰查询每日扫描执行人信息和各巡检点扫描时的具体时间,同时我们将扫描情况与个人工作考核挂钩,进一步加强扫码执行力度。

信息化扫码巡检系统的应用,提升了员工安全生产的意识,杜绝了漏关电源、门禁的情况,将安全管理纳入考核、将措施落到实处,起到了降低能耗、减少科室运行成本的作用。

PIVAS工作流程线路长,参与人员众多,潜在失误风险较大,不易进行有效的质量控制。药学人员急需建立全新的药学服务理念及思维模式。而主动构建 PIVAS 药学信息系统安全体系,持续完善与改进各种功能模块是合理分配人力资源、提高工作效率、降低工作强度、减少工作差错、保证安全管理、保证 PIVAS 各项工作顺利开展有序推进的关键举措。一套适合 PIVAS 使用的软件及信息化管理系统对 PIVAS 的日常工作尤为重要。因此,建立良好的信息管理系统,可以有效提升 PIVAS 的工作效率,在原有医院信息或专用软件的架构下,将条形码技术等数字化手段应用于 PIVAS 每个工作环节,确保输液混合调配与使用的安全与质量,也为全程化临床药学服务赋予了新的内涵。

利用信息化管理手段,实现全程监控追踪,规范整个静脉用药混合调配过程,实现了静脉用药的可追溯性,保证了临床用药安全,也提高了 PIVAS 内部的管理效率。引入 PDA 信息技术后可以将药师从传统模式中解放出来,极大地缩短了核对患者个人信息、药物信息的时间,使药师有更多的时间专心致力于药物核对和信息处理上。引入 PDA 扫码提醒停退医嘱后,相当于节省了 1~2 个人的劳动力。统排、统配模式也极大提高了摆药和混合调配的效率和准确率,首批输液送出时间也较之前提前了 30 min 左右,整个流程下来可节约 9 个人的劳动力。实践证明上述的信息化管理与流程优化方法是可行的,能显著提高工作效率,保证患者的用药安全。PIVAS 信息化管理完善后,审方、编排批次、退药识别、一站式退费、账物相符率、医疗安全(不良)事件管理、设备报修等流程得以优化,节约了人力物力,保障了工作有序进行,为临床提供了安全、有效、经济的静脉用药服务。

(刘晶　董彦希　彭彩云　江虹)

第二章　员工能力提升

人才是科室持续发展的动力,我院 PIVAS 自建立以来,十分注重科室员工的能力提升和人才的培养。只有不断提升员工的综合素质及技术能力,才能在保障临床用药安全的前提下不断提升 PIVAS 的服务质量和服务水平。根据《静脉用药调配中心建设与管理指南(试行)》要求,从事静脉用药集中调配工作的药学专业技术人员,均应当通过岗位专业知识和技术操作规范培训并考核合格,每年应当接受与其岗位相适应的继续教育。我院 PIVAS 已经形成系统而健全的培训体系,全面而易行的培训方案,并已将相关内容形成制度。同时我院 PIVAS 还致力于为员工提供各种形式、各种内容的培训,不断提高员工综合素质和相关执业能力。

第一节　岗 前 培 训

我院 PIVAS 自 2009 年投入运行以来,在近 13 年工作摸索中,结合国家规范要求及自身特点,针对新员工上岗培训建立了一套完整的培训体系。我院 PIVAS 新员工上岗培训体系根据 PIVAS 工作流程各步骤展开,由浅入深,由易入难,最终笔试考核结果和日常带教老师评分结果决定其能否独立上岗。我院 PIVAS 培训内容深入日常工作,经过培训合格后的员工均能独立参与日常工作。

一、要求

PIVAS 上岗前培训,要求所有新员工在掌握 PIVAS 日常工作流程中的具体步骤和具体操作的同时,也必须对相关政策、法律法规以及合理用药等相关知识有一定的熟悉理解。另外,除掌握自身岗位职责外,对于 PIVAS 中的各个岗位职责所有新员工也需掌握了解,这样才能够在工作中互相支持、互相配合,保证 PIVAS 各环节工作有序、高效、连续地完成。PIVAS 的工作是一个连贯的整体,每一个环节都互相紧扣,只有保证每一个环节的工作都落实到位,才能真正保证每一位住院患者的输液安全。

二、内容

我院 PIVAS 对新员工上岗培训相关内容及教材建立了专门文件夹和档案夹,内容不断更新补充,保证所有新员工的上岗培训均统一化和规范化。具体培训内容包括以下几个方面。

（一）PIVAS 介绍

对 PIVAS 发展历程、建设意义及我院 PIVAS 建设和布局的基本情况进行介绍。培训目的是让新员工认识PIVAS,改变以往的临床科室分散混合调配模式,以保证药品混合调配质量和静脉用药安全;推动医院药学发展,促进合理用药,减少用药错误;减少药品浪费,降低医疗成本;加强职业防护,避免环境污染及提高护理质量的作用。

（二）职业道德和工作作风培训

学习《医疗机构从业人员行为规范》及《医疗机构工作人员廉洁从业九项准则》等,要求每一位工作人员在工作中严格执行行为规范,严肃工作作风。

（三）相关法律、法规及政策培训

学习《中华人民共和国药品管理法》《医疗机构药事管理暂行规定》《静脉用药调配中心建设与管理指南(试行)》《处方管理办法》《医院处方点评管理规范(试行)》等国家法律法规及医院和部门相关管理制度。

（四）各项管理制度的培训

学习《静脉用药集中调配技术操作规范》和PIVAS相关管理制度,包括PIVAS工作中各项流程的具体操作规程、效期管理、冷链药品管理、药品养护、不良事件上报流程等制度。掌握并执行严格的操作规程和管理制度,保证药品质量及防止药品混合调配过程中的污染,确保临床静脉用药质量和患者安全。

（五）实际操作技能培训

包括静脉用药混合调配操作技能培训,洁净区与设施的使用和操作规程培训,洁净区与混合调配操作台的清洁消毒规程,人员进出洁净区的消毒、更衣程序及PIVAS各项设备的工作原理及使用培训。实际操作技能培训还包括在实际岗位中掌握本岗位工作职责和标准操作规程,如参与审方、摆药、核对、成品核对、成品包装运送等工作。

（六）特殊专项培训

包括全静脉肠外营养液的混合调配技术与稳定性知识;危害药品的混合调配、防护、溢出处理与注意事项;儿科药品混合调配、剂量计算和常用药品和剂量知识;新生儿营养袋混合调配规范及剂量计算知识。我院包括新生儿科、ICU在内的全部科室静脉用药均在PIVAS混合调配,因而一些特殊药品的混合调配必须经过专项的培训和考核后才能独立上岗操作。

（七）合理用药相关知识

药学专业知识培训,介绍输液质量相关知识,培训常用药物的物理或化学性质、配伍禁忌、剂量大小、滴速、不适宜溶媒等,掌握药物常用标识含义,熟悉药物在临床的应用包括浓度、时间要求、新药药理知识等。

（八）PIVAS应急预案培训

新进专业技术人员往往缺乏应对突发事件的经验,因此需对其PIVAS可能会遇到的各项应急预案进行培训,以提高新员工独立上岗后应对突发事件应急处理的能力。培训内容包括消防应急预案、药品混合调配差错管理应急预案、输液反应应急预案、信息系统故障应急预案、药品冷藏冰箱(柜)故障应急预案、停电应急预案及危害药品溢出应急预案等。

（九）差错管理制度

PIVAS将差错管理制度的培训作为新员工上岗培训的一项单独内容,就是为了将降低差错管理的理念深入每一位员工的日常工作中。本项培训具体内容包括差错类别、差错登记流程、差错上报流程、差错分析反馈流程、差错奖惩管理办法、发生重大差错的处理流程以及易发生差错的案例讨论等。

（十）批次编排规则知识

培训各临床科室药物应用情况和特点,不同临床科室药物批次编排规则,每日各临床科室成品输液运送规则和顺序。进行临床科室药物批次编排培训是为了让新员工了解不同科室用药情况,适应临床需求开展工作,制订更适宜的药物治疗方案,培养新员工主动为临床提供药学服务的意识。

（十一）信息系统操作培训

随着工作信息化的开展,PIVAS现已实现每一包输液条形码全程追踪,因而掌握信息系统操作显得尤为重要。本项培训具体包括掌握各工作岗位信息系统操作步骤,如何利用信息系统实现药品追踪查询、药品管理及报表统计分析等工作。

（十二）临床科室沟通技巧

PIVAS工作涉及临床用药安全,时常需要与临床的医师和护士进行沟通,怎样进行快速有效的沟通也是新员工上岗培训的内容之一。临床科室沟通技巧包括临床常见问题如何解答、如何处理临床纠纷及突发情况如何处理等。

（十三）心理素质培训

PIVAS工作开展后,员工的工作责任、工作强度、心理压力均存在很大程度的增加,不同于传统的分散调配工作,集中调配要求员工知识更加全面,工作更加认真,与医师护士的沟通更加有效。通过心理培训帮助所有新员工树立以患者为中心的服务意识,积极地为患者服务,处理好与护士和医师的关系。

三、方式

我院PIVAS新员工上岗培训过程中涉及理论培训相关内容采取集中授课方式进行培训,涉及具体操作部分则由带教老师实地现场讲解和进行岗位指导以达到培训目的,包括使用自动加药机、化疗泵、灭火器及心肺复苏等操作。

四、考核

我院PIVAS新员工上岗培训过程中采用现场提问和实地操作考核相结合的方式进行,由带教老师评价此员工是否掌握本项培训要求。所有培训内容完成后有一项最终笔试考核,只有同时通过带教老师评价和笔试的新员工才能够授权上岗,独立完成工作。PIVAS上岗培训内容较多,有些专项培训,如常见应急预案、肠外营养液混合调配、危害药品混合调配等需要通过专项笔试考核才能认定完成此项培训。

五、小结

静脉用药作用迅速,是我国住院患者重要的治疗方式之一。我院 PIVAS 以国家相关法律法规为基本要求,结合自身运行特点制订并开展新员工岗前培训,建立以授训并举、考评结合的规范化培训方式,能起到使新员工尽快掌握各岗位职责、标准操作规程和相关专业知识的作用,保障临床患者输液安全。

（郑铁骑　郑丹）

第二节　在岗培训

一、意义

在岗培训是上岗后的继续培训,指员工走上工作岗位以后,根据工作内容不断更新的要求,进行继续学习和培训。PIVAS 现阶段仍处于初始发展阶段,需要对相关制度和操作规范进行适当的修订,那么在岗人员也需要随制度和规范的不断完善进行不断学习,加强新知识、新技能的培训,以适应新的工作挑战。从这个意义上来说,在岗培训对保障患者用药安全、提高员工综合素质、提升 PIVAS 服务水平具有极其重要的意义。

二、形式和内容

对于在岗培训,除医院和药学部常规定期学习与培训外,PIVAS 还会根据自身运行情况开展不定期的培训,具体培训形式和内容如下。

（一）相关制度或标准操作规程、信息系统更新或变更时的培训

PIVAS 的工作并非一成不变,为了不断提升工作质量,相关制度和操作规程会不断修订更新。每当 PIVAS 相关制度、规程、信息系统操作有所更新时,需组织全体员工进行培训,以便大家切实落实新的改进制度和规程,起到不断提高工作质量的作用。

目前,我院 PIVAS 正安排一位药师进行为期一年的肠内肠外营养专业专题培训,届时我们也将开展相关的部门培训,加强对病区肠外营养处方的审核,以期能够协助临床合理使用肠外营养制剂,改善患者营养状态。

（二）新进药品培训

PIVAS 药品均为静脉使用药品,针对每一种药品均有其特定的调配要求,如溶媒、浓度、配伍禁忌、混合调配方法等。因而在每一种新进药品进入 PIVAS 时,组织全体员工对这一新进药品的混合调配和使用注意事项进行学习尤为必要,按照正确要求进行药品混合调配可以较大限度地发挥静脉输液质量效果、降低输液反应、预防药品不良事件发生。

（三）引进新设备、新仪器的专项使用培训

PIVAS 的工作在很多地方都需要借助仪器设备的使用来提升工作效率、保证工作质

量。当 PIVAS 引入新的仪器设备时,需对相应使用人员进行专项培训,培训内容包括仪器设备名称、使用方法、维护方法、仪器设备故障时的应急处理等。

(四)工作中的新情况、新问题的及时讨论培训

PIVAS 工作有可能会遇到一些不可预估的问题,例如差错、临床特殊需求等。当出现一些新问题和新情况时,需及时组织大家针对新情况、新问题及时讨论,统一商讨解决办法。

(五)特邀专题讲座

PIVAS 为不断提升员工业务和知识水平,也会不定时开展专题讲座,邀请相关学者或者厂商专员开展专题培训。

(郑铁骑)

第三节　处方点评

虽然 PIVAS 工作质量控制指标清晰,但是我们对工作质量的要求却并没有止境,我们能够努力和提升的地方还有很多。因而,作为 PIVAS 工作人员,我们不仅希望在现有的工作上有所创新和提升,更希望能在 PIVAS 的工作中开展一些新项目和新业务。

目前,我院 PIVAS 临床药学服务还属于起步阶段,我们希望能在一定阶段内,在 PIVAS 内建立完善的临床药学工作,真正发挥药学技术人员价值,提升药学服务水平。

我院 PIVAS 目前采用信息系统和人工审核两种方式共同审核处方,同时对不合理处方进行干预登记汇总分析,促进临床合理用药。

一、处方点评学习

PIVAS 轮流派遣药师到临床药学科室进行为期半年的处方点评学习。主要学习内容如下。

(1)处方点评相关定义与规范:学习处方点评定义及相关法规,包括《处方管理办法》《医院处方点评管理规范(试行)》等。通过基础知识的学习,了解处方点评怎么开展,以及开展的意义。此阶段可通过查询以往点评记录进行学习。

(2)医院电子病历信息系统:学习如何查看医院电子病历,如何查询患者用药信息。

(3)处方点评抽样:学习处方点评抽样要求。

(4)处方点评具体内容:包括点评内容(是否有用药指征、药物选用是否恰当、用法用量是否正确、联合用药是否恰当、是否重复用药、中西药的联用是否合理、是否经济等);处方点评依据(药典、说明书、指南及相关管理规范等)及处方点评结果判定细则。

(5)处方点评表格及内容:学习填写我院处方点评表格的具体要求。

(6)处方点评建议:开展处方点评不仅仅是为了完成一份完整科学的点评,我们更希望通过点评结果进行反馈总结,并针对普遍性问题提出和实施相应整改措施,真正意义上起到促进临床合理用药的作用。

（7）单独选择1～2种简单的药物开展完整点评,交于带教老师查看是否达到相关学习要求。

为期半年的处方点评学习只能让工作人员学习大致的内容和流程。针对不同的药物和复杂的患者病情,处方点评要求点评者的医学和药学知识扎实。因而,PIVAS开展处方点评的工作人员还需要进一步学习,不断将处方点评工作开展得更规范和深入。

二、处方审核培训

每年PIVAS会派遣药师参加湖北省卫生健康委员会、湖北省临床药学质量控制中心主办的"药师处方审核能力培训班"的学习,学习处方审核基本要素、相关法规文件、检索工具与应用等核心要点。通过案例互动模式,培训人员系统学习了静脉输液药物、抗菌药物、消化系统药物、呼吸系统药物、儿科用药等方面的处方审核相关专业知识,并考核合格取得结业证书,为提升PIVAS药师团队处方审核能力,提高对不合理处方的判断能力,提升整体专业素质起到了良好的推动作用。

（贾亮亮）

第四节　宣传授课

一、PIVAS宣传建设

为更好地宣传PIVAS工作,更直接地与全国同行交流,PIVAS建立了自己的微信公众号"湖北宜昌一医PIVAS"（现并入"宜昌市第一人民医院药学部"）。为此我们建立了以PIVAS主任为首的宣传小组,负责新媒体的建立、宣传及运营等相关工作。推送内容形式多种多样,内含文字、图片、语音及视频等,首先由PIVAS员工撰写或摘录信息进行编辑,再交由PIVAS主任审核,通过后予以发布。

（一）更好地向大众宣传静脉用药知识

我院PIVAS依托新媒体普及合理用药知识。对于大众来说,PIVAS还是一个比较陌生的概念,大多数人并不了解PIVAS工作的主要内容和意义。通过新媒体这样一个平台,大众能够了解PIVAS工作的主要内容和意义,从而逐步肯定PIVAS工作人员的服务价值。

（二）展示我院PIVAS风采

我院PIVAS在宜昌地区具有一定的领先和标杆意义。依托新媒体,向大众宣传PIVAS政策新闻以及我院PIVAS工作和成绩的同时,也能和许多同行共享经验,这对于我院PIVAS的宣传有重要意义。

（三）带动全员参与PIVAS宣传工作

从微信公众号的建立到宣传运营,全部由PIVAS的工作人员进行管理,在完成本职工作的同时也给有这方面兴趣和才能的员工提供了平台。员工在制作推送消息的过程中不仅能学习、掌握和分享知识,而且能够带动全员参与宣传工作。

二、外出授课

为进一步扩大宜昌市第一人民医院静脉用药调配中心影响力,增强区域内 PIVAS 之间的交流学习,PIVAS 主任多次受邀作为授课老师参加相关专题培训、继教项目及学术会议等。

三、主办继续教育项目

为更好促进本地区 PIVAS 学科的发展,加强区域内 PIVAS 同行之间的交流分享,我院成功申请到 2020 年湖北省省级继续医学教育项目。此项省级继续医学教育项目(简称继教项目)于 2020 年 10 月 17—18 日于线上顺利召开,项目名称为"PIVAS 建设与质量管理学习班",项目编号:2020-13-05-003。

这次继教项目请到了许多优秀的药事同仁,分别从以下几个方面介绍了 PIVAS 相关问题:①从如何解决静脉输液的安全问题出发,详细回顾了 PIVAS 解决具体问题的历史进程,以及国内外 PIVAS 的现状,明确了建设 PIVAS 的目的和意义。②从肠外营养处方特点和审核注意事项展开讲述,细致分析了肠外营养处方组成和各组分特点。③就 DRGs 管理下医疗机构药事变革做了详细阐述,为新形势下药事管理提供新思路。④从疫情下 PIVAS 管理出发,对疫情下 PIVAS 工作开展特点进行分析。⑤从儿童用药视角,讲述了儿童静脉用药特点和注意事项。⑥以医疗机构合理用药经济学评价为题,从管理者角度分析思路。⑦介绍了静脉用药调配中心的发展史和建设意义。⑧解读《湖北省医疗机构静脉用药集中调配质量管理办法》,就评价打分条款逐条剖析验收标准。⑨PIVAS 医院感染管理。⑩我院 PIVAS 信息系统管理中的闭环管理和安全管理。⑪对 PIVAS 管理难点账物相符进行深度解析。⑫对实际工作中收集的问题医嘱进行案例分析,为 PIVAS 日常医嘱审核提供参考。最后我院 PIVAS 的几名年轻药师分享了实际工作中的经验。

此次继教项目的顺利开展加强了本区域内 PIVAS 之间的交流,也搭建了一个本区域内分享及学习 PIVAS 管理和运行经验的平台。创新之处在于这是本区域内首次开展的以 PIVAS 为专题的培训,首次集中本区域内的相关工作人员进行分享交流。首次在本区域内规范培训 PIVAS 信息系统管理建设要点和分享优秀医疗机构成功运行经验,为下级医疗机构建设提供规范和参考,使参会学员了解 PIVAS 规范严谨的建设和工作特点,扩大对 PIVAS 认识范围。

(刘 晶)

第五节 实 习 带 教

为进一步加强实习生带教规范性,确保实习生能在 PIVAS 实习期间掌握相关部门基础知识,医院、科室、部门都对实习生的考勤和学习内容做了统一规范。

一、考勤管理

实习生考勤管理,严格按照医院相关制度要求进行考勤管理,并按月进行考勤上报。严格规范的实习生考勤管理制度,有利于规范实习生行为和培养实习生良好的工作习惯。

二、授课

为了让实习生在实习期间能真正学到轮转部门的基础知识,能在实习期间有所得,药学部每周为实习生安排一次小讲课,PIVAS针对本部门实习生需知晓的内容制订了实习生培训材料包。

此培训材料包是针对PIVAS实习生需掌握的内容而设计的,具体包括:①PIVAS简介及工作流程;②常见不合理用药实例;③危害药品的管理使用及溢出应急预案;④高警示药品的管理使用;⑤手卫生相关知识;⑥医疗废物分类与管理;⑦心肺复苏急救相关知识;⑧消防安全知识;⑨5S管理。

培训材料包内容涉及基础知识和专项知识,均由PIVAS质量与控制小组商讨筛选后确定。培训内容能让实习生在短期实习过程中大致了解PIVAS工作流程和基本质控要点,同时能对医务人员需要了解的基础知识进行巩固加强。

三、考核

每位实习生在本部门实习结束后,本部门会对授课中的部分内容进行一次笔试考核,作为实习生实习评价的组成部分和重要参考。同时这次考核结果也作为实习生培训效果的一项指标,根据考核结果PIVAS也将不断改进培训项目和培训方式。

(彭官良)

第六节　进修生培训

我院PIVAS至今已平稳运行十多年。在2018年12月3日搬迁新址之后,现址面积达到1500 m²,规模和布局设置均在省内处于领先地位,因而吸引了省内外相关兄弟单位参观学习。除了同行的参观,我院PIVAS也在陆续接受相关人员的进修申请。随着进修生的不断增加,PIVAS也针对进修生管理制订了相关制度规范,也对进修生培训内容进行了规定。

一、管理

PIVAS要求进修生必须严格按照工作人员管理规定进入相应区域,洁净区必须由带教老师带领并按规定流程更衣后才可进入。进修生在PIVAS学习期间实行带教老师负责制,如有特殊情况,需及时上报PIVAS主任。

二、内容

按照进修生培训的相关要求，PIVAS 对进修生培训内容也做了规范并建立了相应材料包。内容包括：①PIVAS 简介及工作流程；②PIVAS 各流程职责及带教实操；③全静脉肠外营养液混合调配操作规程及带教实操；④危害药品混合调配操作规程及带教实操；⑤危害药品溢出应急预案及带教实操；⑥医院感染注意事项；⑦合理用药相关知识；⑧临床沟通等。

主要通过带教实操完成培训内容的学习，进修生在了解 PIVAS 主要工作流程的基础上，参与各流程工作，了解工作细节和核心质控点。

（贾亮亮）

第三章　PIVAS 的科室文化建设

良好的科室文化是科室健康发展的重要保障。科室文化建设如果仅仅依靠自身的积累沉淀,很难适应当今社会发展对医药卫生事业日新月异的要求,只有采取更积极的措施,主动地培养和塑造,才能促进医院和科室文化发展。如何在新形势下进行科室文化建设,以更好发挥 PIVAS 工作作用,是每位员工需要共同思考的问题。

第一节　加强 PIVAS 科室文化建设的重要意义

科室文化建设的过程,既是夯实基础工作的过程,也是科室人文氛围营造的过程,能够进一步提升团队的凝聚力和战斗力,科室人员的素质能力也得到了质的提高。

工作氛围是在一个团队中逐步形成的,是可以被员工感知和认同的工作气氛或环境,分为环境氛围和人文氛围。工作氛围是一个团队高效运作的保障,没有好的工作氛围,也就难以形成高效的团队。良好的工作氛围可以使员工在轻松愉快的环境中工作,员工彼此相互信任,有共同的工作目标,在这样的工作氛围中,工作效率会显著提升;相反,如果是不好的工作氛围,同事之间关系冷漠、缺乏沟通和信任、互相推卸责任,则很难保证日常工作保质保量地完成。PIVAS 通过不同的途径营造良好的工作氛围,确保工作人员处于一个和谐的环境中,促进整体工作高质高量完成。

科室文化建设是科室发展的驱动力,是推动科室获得良好发展的一种有效手段。随着药学工作由原来的"以药品为中心"保障服务向"以患者为中心"服务的转变,加强科室文化建设,突出文化的凝聚作用,是全面提高药学服务质量、促进药学服务功能作用发挥的必然要求。

科室文化建设是从文化的角度来考虑科室的管理行为,充分尊重人的价值,以共同的价值观、信念、和谐的人际关系以及积极进取的精神为基础实现科室的管理目标。我院 PIVAS 科室文化建设运用"以人为本"的理念加强人员管理,使工作人员保持一种积极乐观的心态,以最佳的精神状态投入工作,既保证了各项工作的顺利开展,又有效防止了工作差错的发生,显著提高了工作效率,保证了医院的静脉输液质量安全。

（赵　恒）

第二节 PIVAS文化建设实践

一、PIVAS文化墙建设

科室文化是科室的灵魂,是科室制度创新与服务创新的理念基础,是持续供给科室活力的内在源泉,能起到约束、规范科室员工行为的重要作用。建设科室文化既起到了记录与宣传的作用,又时刻提醒科室员工牢记使命、奋勇争先。我院PIVAS一直将科室的文化建设作为日常工作的重要一环,时刻记录,点滴分享。科室文化墙是科室文化具体内容的重要载体,是科室闪亮的文化品牌。工作人员可随时看到科室的相关制度、工作要求、工作记录、成果展示等内容,能激发自身的积极性和潜在能力,起到潜移默化的积极作用。

我院PIVAS已将文化墙的建设,渗透科室的每一处墙面,每一个细节。

(1)从PIVAS人员入口进入,映入眼帘的是"输液安全从点滴做起"的大幅画面(图3-3-1),这便是PIVAS的服务理念。

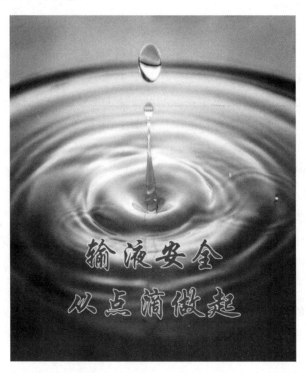

图3-3-1　输液安全从点滴做起

(2)员工天地(图3-3-2)记录着PIVAS员工工作之余的点点滴滴:参与演讲比赛的演讲稿、参与献血和志愿服务的留影、参与院迎新晚会及获奖照片等弥足珍贵的记忆。

(3)PIVAS员工的要求如下。创新:只有求新求异,事物才会有生命力。规范:不以规矩,不能成方圆。细节:小事成就大事,细节成就完美。团队:凝聚生产力量,团结诞生希望。

(4)科室员工用西林瓶盖手工制作的巨幅艺术图"生命之树"(图3-3-3)以及由PIVAS

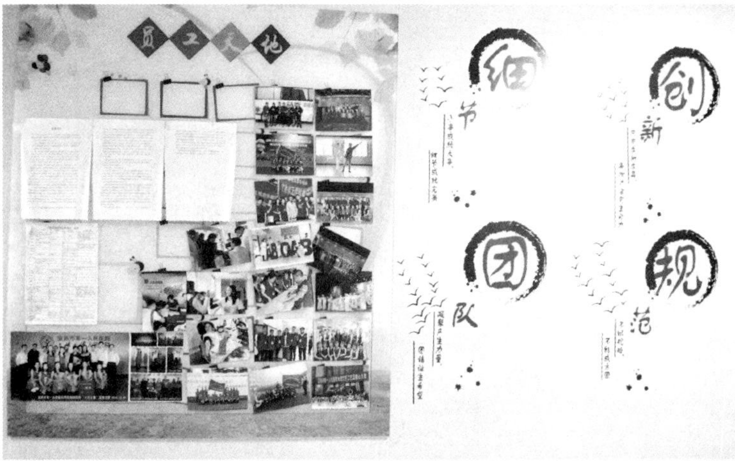

图 3-3-2 员工天地

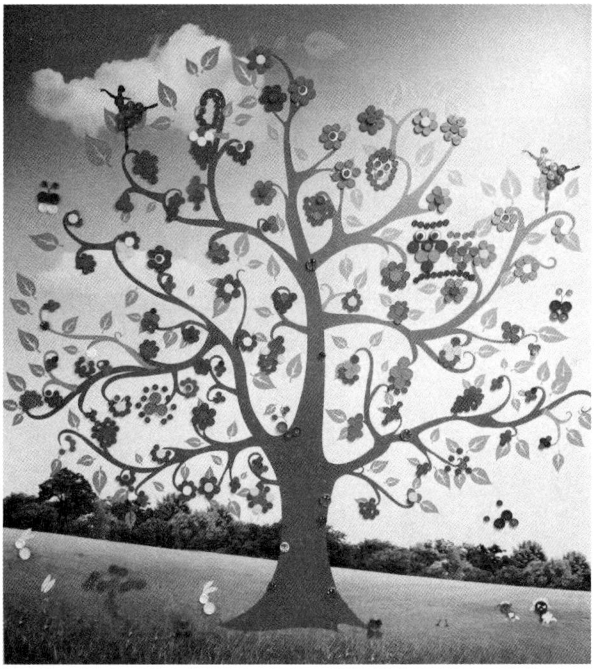

图 3-3-3 “生命之树”

全体员工的工作照组成的爱心组图(图 3-3-4)。

(5)PIVAS 历年优秀 PDCA 项目的展示牌(图 3-3-5),记录了我院 PIVAS 从各个环节进行工作细节改善的具体内容。

(6)绿植盆栽(图 3-3-6):位于非控制区窗外阳台上的小花园,为 PIVAS 员工繁忙的工作增添了绿意。

(7)我院 PIVAS 楼下独立设立了专属于 PIVAS 员工使用的办公休息场所,为外环境,既不影响 PIVAS 对洁净度的要求,又能满足 PIVAS 员工日常办公休息的需要。

(8)设有完善的示教室(图 3-3-7):配备投影仪及桌椅的示教室,能满足 50 余人同时使用,已经成为 PIVAS 进行教学、会议、活动的重要场所。同时示教室背景墙上也贴有与科

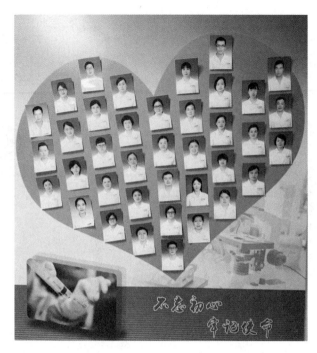

图 3-3-4　员工工作照

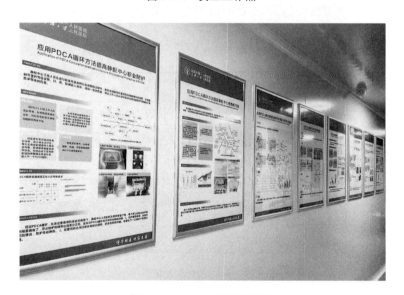

图 3-3-5　PDCA 项目展示牌

室相关的文化宣传内容。

（9）资料齐全的资料办公室：可同时容纳 4 人进行电脑办公，存放 PIVAS 的相关文件、教学科研资料，科室员工能利用这些办公设备整理 PIVAS 的各种工作资料，完成科研、教学工作，提升我院 PIVAS 的专业水平。

（10）宽敞的员工休息室：配备有冰箱、微波炉，方便员工用餐、休息。温馨舒适的休息室中配备有高低床，满足值班人员休息需要。好的休息环境，能够帮助员工消除工作的疲劳，在高强度的工作之余休息好、补充能量，确保后续的工作充满活力。

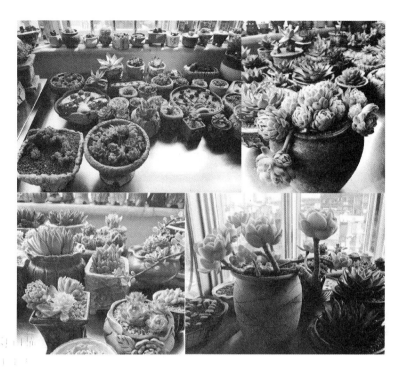

图 3-3-6　绿植盆栽

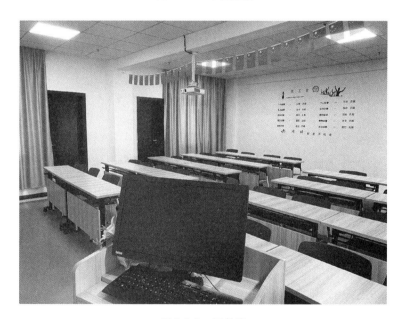

图 3-3-7　示教室

二、道德文化建设

　　道德文化建设包括人生观、价值观、世界观建设,职业道德建设,岗位职责培训,工作理念创建等内容。

（一）职业道德建设

（1）积极完成每年医院组织的职业道德测评,定期组织开展职业道德教育,使全体员工养成爱岗敬业的良好作风,紧紧围绕为患者提供安全的静脉输液服务的文化建设核心,增强服务意识和责任心,端正工作态度,提高工作质量。

（2）定期组织 PIVAS 全体人员参观院史馆,感受我院从建成至今的发展历程,了解医院的规模变化,学习我院前辈的光荣事迹和优良传统。通过参观院史馆使大家了解到医院的历史与发展前景,在今后的工作中,时刻勉励自己,奋发图强,为医院的发展贡献自己的力量。

（二）参加志愿服务及各类社会公益活动

（1）参加宜昌市献血志愿者服务活动:全体成员在 PIVAS 主任的号召下,加入宜昌市无偿献血志愿服务大队宜昌市第一人民医院(简称一医院)药学部分队(图 3-3-8)。志愿者在工作之余,利用业余时间或到献血点或跟随无偿献血车到宜昌各地参加志愿者服务活动,多名志愿者被评为"星级志愿者"。奉献、友爱、互助、进步,是志愿者精神,也是新时代的雷锋精神。一医院药学部分队默默奉献,践行志愿者精神,为全市的无偿献血事业贡献自己的一份力量!

由 PIVAS 为主导的一医院药学部分队积极参加各项社会公益活动,如"为了母亲的安全"活动、"6·14 世界献血者日"活动、"世界红十字日"纪念活动等。PIVAS 主任作为一名资深医务工作者,多次到宜昌市各地进行无偿献血宣讲活动,也多次受邀到宜昌市中心血站道德讲堂宣讲,于 2016 年被评为志愿者活动讲师。

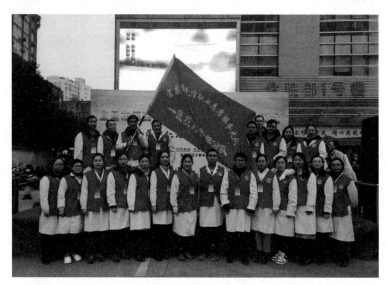

图 3-3-8　参加志愿服务

（2）参加郭明义爱心团队的活动(图 3-3-9):参加郭明义爱心团队宜昌市无偿献血分队授旗仪式,在活动中学习郭明义同志的爱岗敬业、助人为乐的精神。

（3）参加关爱自闭症儿童的活动(图 3-3-10):积极参加"关爱自闭症儿童"活动,让更多人关注、了解自闭症。让自闭症家庭团结起来,为自闭症孩子们的未来共同努力。

（4）组织三届"百年一医永传承 巾帼岗位建新功"宜昌市第一人民医院女职工手工艺

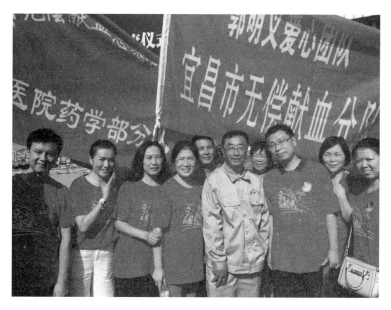

图 3-3-9 参加郭明义爱心团队

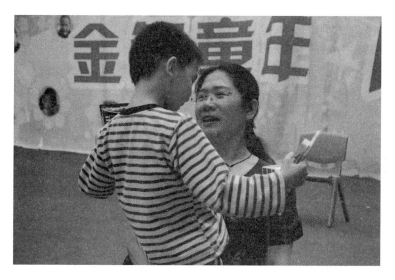

图 3-3-10 关爱自闭症儿童

品义捐活动(图 3-3-11),在此活动中,准备了手工编织的数百个精美的手工艺品,最后将爱心所得的 3 万余元收入全部捐给福利院儿童,为他们送去一份关爱。

(三)进行爱国主义教育及加强政治理论学习

(1)PIVAS 药师参加医院组织的慰问抗洪武警官兵活动,在慰问现场悉心指导药品使用方法,详细说明各种药品用法用量及注意事项等,提供专业的药学服务。

(2)参加医院开展的各项政治理论学习,自觉下载文件,利用业余时间学习或于科室集中学习,党员同志将学习内容在例会上与大家分享。

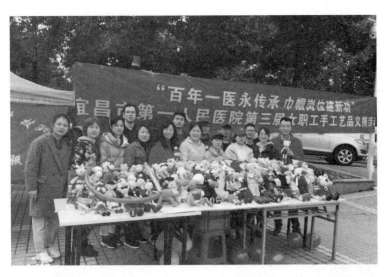

图 3-3-11　爱心捐献活动

三、组织文化建设

组织文化建设包括提升组织执行力、组织纪律、组织观念,丰富组织活动等。

为增强 PIVAS 人员的凝聚力,培养员工的主人翁精神和团队精神,PIVAS 精心组织了形式多样的业务、文化活动,如业务质量评比、混合调配技能操作比赛、文娱体育比赛、野外拓展训练等活动,有利于提高工作质量,加强同事之间的沟通,增强凝聚力。

(一)组织参加医院的各项活动

(1)积极参与医院组织的文艺汇演(图 3-3-12),给医院同事带来视觉盛宴。

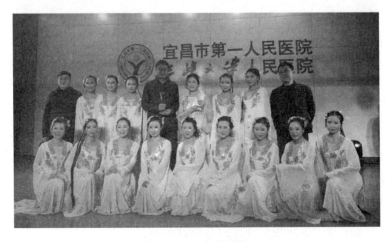

图 3-3-12　文艺汇演

(2)参加医院工会组织的妇女节插花才艺表演(图 3-3-13)、端午节包粽子活动以及劳动节员工趣味运动会等活动。这些丰富多彩的活动既锻炼了员工体能,也展示了竞技风采。

(3)参加医院各类宣传片的拍摄活动,如献礼建党 100 周年活动(图 3-3-14)、医院宣传短视频的拍摄等。

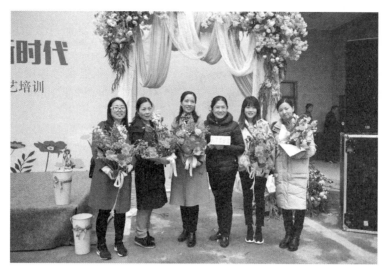

图 3-3-13　妇女节插花才艺表演

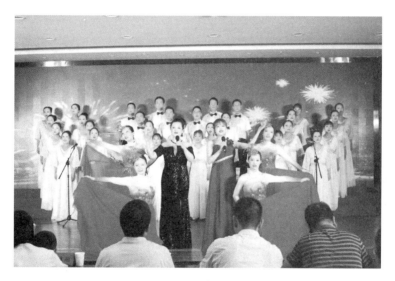

图 3-3-14　献礼建党100周年活动

（二）组织参加各类比赛

为进一步提升PIVAS员工综合素质，发挥每位员工特长与才能，PIVAS鼓励员工积极参与各级别、各类型的活动。

（1）演讲竞赛：PPT演讲竞赛，锻炼员工幻灯片制作和展示能力；英语演讲竞赛，展示员工英语能力；合理用药宣传演讲比赛，提升员工公众合理用药宣讲能力；药品安全践行者演讲比赛，鼓励员工向身边的工作模范学习。

（2）PDCA竞赛：我院有每年举办PDCA竞赛的传统，PIVAS的员工都会积极参加。PDCA作为一种质量管理工具，应用到PIVAS的日常管理工作中，对工作质量和效率的提升有重要作用。PIVAS将员工划分为小组，基本每一位成员都能承担或参与一项PDCA项目，在这个过程中员工既能掌握PDCA方法同时又能参与到PIVAS日常管理工作中来。每年我们将推选1~2个项目参与医院竞赛，PIVAS项目"PDCA循环在PIVAS冷链管理中的应用"获 2017 年度院级 PDCA 竞赛一等奖。PDCA 具体内容详见第三篇第五章。

（3）知识竞赛：参加法律知识竞赛,提高员工相关法律修养;参加药学知识竞赛,提高员工知识储备。

（4）技能竞赛：为不断提升员工的专业技能,PIVAS 员工积极参与各项技能竞赛。

（5）摄影比赛：形式多样的文艺竞赛,既丰富了员工业余生活,也展示了员工的特长。

（三）组织参加社区及社会公益演出

（1）参与各种文艺活动,奉献精彩的演出。

①参加社区组织的春节联欢活动,为社区群众送去新春的祝福。

②参加兄弟医院院庆活动,促进文化交流,提升医院之间的感情。

（2）参与社区的爱老助老活动,在药学部党支部带领下关爱社区帮扶对象,为帮扶对象解决生活中的一些问题,提供居家药学服务。

（四）PIVAS 组织的集体活动

（1）每年组织 PIVAS 元旦迎新晚会,开展年终总结、述职汇报、技能竞赛（图 3-3-15）、趣味活动等丰富的活动。

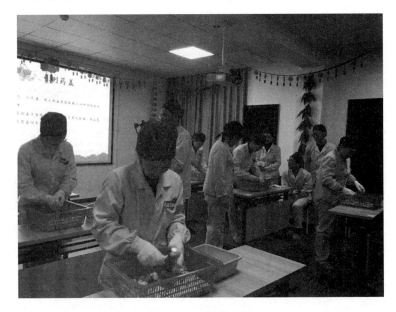

图 3-3-15　技能竞赛

（2）PIVAS 定期组织员工参加户外活动（图 3-3-16）,参观各类教育基地,举办户外读书活动等。

四、制度文化建设

（一）参加科室组织的专业学习和各项培训

（1）业务学习：PIVAS 主任会定期将药学部工作的相关要求通报给大家,要求大家做好各项工作。药学部每月会组织两位员工开展业务学习分享,将自己关注了解的学习内容分享给大家。

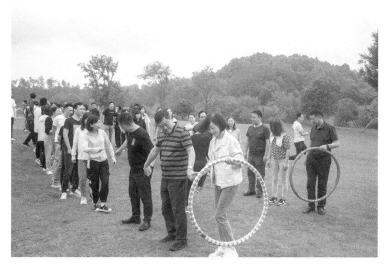

图 3-3-16　春游活动

（2）各项培训：定期组织处方审核能力培训，每季度组织消防安全培训等。

（二）参加 PIVAS 集中学习

我院 PIVAS 每月集中探讨工作中存在的问题，确定各项工作中同质化的内容，对近期工作中需要改进的地方进行总结。每次会议内容都会记录学习，会后随机抽查相关人员，确保会议内容落实，促进 PIVAS 的管理更加合理、完善。

（三）PIVAS 每月相关数据统计

（1）根据统计的工作量来点评人员的工作情况，PIVAS 主任对工作量一直偏低的员工进行谈话，根据工作量适当调整人员绩效分配。

（2）根据差错统计情况，每月进行分析总结，按照 PIVAS 差错事故处理方法，对相关工作人员进行一定的处罚。

五、行为文化建设

（一）定期开展 PIVAS 质控会，规范日常工作

PIVAS 的日常管理中，工作人员不仅是 PIVAS 工作的主体，也是管理的主人。为了增强工作人员主人翁意识和责任感，定期召开员工民主生活会，采纳合理化建议。召开 PIVAS 质控会前，PIVAS 主任会根据近期科室工作情况和员工反映的主要问题，汇总质控会需要强调或解决的问题。会上所有成员均可发表自己的意见，为 PIVAS 的工作提出合理化的建议，给待解决的问题分析出原因并整理出解决方案。

（二）通过规范检查，提升 PIVAS 的工作质量

（1）在 2017 年医院三甲复审过程中，我院 PIVAS 全面系统地规范了 PIVAS 的各项工作流程，圆满地完成了迎检任务，获得了评审专家的好评。在迎检的准备过程中，我院 PIVAS 对各项工作制度、流程、岗位职责等均进行了梳理和规范。

（2）2017 年 11 月 7 日顺利完成了湖北省 PIVAS 验收工作。根据湖北省验收标准，

PIVAS员工积极准备相关资料,优化相关工作环节内容,一次性通过验收工作。

(3)新建成的PIVAS在2019年6月通过验收工作,并获得了验收专家的高度认可。

六、品牌文化建设

品牌文化建设包括科室理念、口号、服务宗旨、工作标准的确立等。

(一)参加PSM联盟,宣传安全合理用药

PIVAS员工积极参加药品安全合作联盟(PSM联盟)的活动,PSM联盟成立的意义是进一步加大药品安全科普宣传力度,提高全民安全合理用药的意识和水平。联盟成员运用自己的专业知识,定期制作科普文章、编辑制作合理用药宣传相关PPT和视频,为全民安全合理用药做出自己的一份贡献。积极参与PSM联盟大会,与全国优秀的药师代表进行学习交流。

(二)建立微信公众号

推送我院PIVAS的信息及有关静脉输液调配相关的文章,促进"互联网＋"药学服务。PIVAS主任对PIVAS公众平台的相关工作做出了详细计划和安排,同时鼓励大家都能投入到PIVAS公众号的维护工作中来,目前PIVAS公众号已与"宜昌市第一人民医院药学部"公众号合并。

(三)承担学术交流和带教工作

承担各院校带教工作及相关医院的学习交流工作。工作人员在带教过程中,主动向进修生介绍PIVAS的工作环境、工作流程、标准操作规程等知识;带领进修生实地操作,掌握PIVAS的实际操作工作,介绍我院PIVAS的相关表格、记录资料的情况。相关业务交流扩大了我院PIVAS的知名度,促进了品牌文化建设。

七、团队文化建设

团队文化建设包括人才培养,团队理念、凝聚力、协作精神的确立和提升,团队活动的开展等。

(一)人才培养与教育

鼓励员工加强学习,提升自我,提供自我发展的机会,鼓励员工深造学习,提供各种优惠政策为员工继续学习创造条件,提高全体员工的积极性和科室的凝聚力。在好的大环境影响下,员工也要抓住机遇,虚心学习,全面提高自己的业务知识水平。

PIVAS主任为了促进员工包括科研能力在内的综合素质的提高,会提供各种各样不同的学习锻炼机会。随着现代信息化的发展,提供给PIVAS员工发展和学习的平台越来越多,能够学习和锻炼的机会和方式也多种多样。

(1)研究生培养:为进一步提升PIVAS员工学历水平,我院各级领导支持和鼓励员工深造提升。我院PIVAS运营期间共培养研究生三名,已毕业一名硕士研究生,在读两名硕士研究生。

(2)参加专项培训:为提升PIVAS员工业务能力,除在院内进行处方点评培训外,也要不断创造条件将员工送出去参加相关专业能力的专项培训,不断提升员工专业技能,以便更好服务临床。

2019年6月,PIVAS主任及员工赴福建参加"医疗机构静脉用细胞毒性药物调配质量管理培训班",学习国际最前沿的危害药品调配操作和危害药品溢出处理操作。学习结束后,将PIVAS有关危害药品的规章和操作流程进行修订,并对修订后的相关制度进行集中学习、考核,按照更科学的方法来规范统一实际操作。随后也对相关教学视频进行更新改进,按照修订的制度和流程更新操作教学视频。

每年派遣员工参加"湖北省医院药师处方审核培训班",该培训班由湖北省卫生健康委员会和湖北省临床药学质量控制中心联合主办。通过培训考试,员工掌握医院各科室常见疾病用药审核要点,学习结束后在科室进行学习成果分享,为PIVAS医嘱审核带来新思路。

(3)参与学术会议:对于学术科研能力的发展,我院PIVAS一直给予高度关注。鼓励PIVAS员工将工作中的发现整理成文,为员工提供更多参加学术会议的机会,向行业内的专家学习先进思想与实用技术。

①2016年黄鹤论坛论文《PIVAS冷藏药品质量影响因素分析及管理方法探讨》获第二届"黄鹤论坛"暨湖北省2016年医院药学学术会议论文优秀奖并受邀进行壁报交流;论文《SWOT分析法在PIVAS护理人员管理中的应用》获第二届"黄鹤论坛"暨湖北省2016年医院药学学术会议论文优秀奖并受邀进行壁报交流。

②2017年黄鹤论坛论文《应用PDCA降低安瓿类静脉药物调配中的药物残留量》荣获论坛"优秀论文三等奖"并受邀进行壁报交流。

③2017年赴重庆参加第六届全国静脉用药集中调配学术论坛,此论坛为全国性针对PIVAS的论坛,论坛每年举办一次,全国PIVAS行业内的专家和相关工作人员就PIVAS的发展和建设参与讨论。

④2018年赴郑州参加第七届全国静脉用药集中调配论坛,论文《应用HFMEA方法降低我院PIVAS预摆药的不合理性》获得优秀论文奖并受邀进行壁报交流。

⑤2018年黄鹤论坛,我院PIVAS主任获"资深药师奖"。

⑥2020年10月,我院PIVAS举办了省级继续医学教育项目"PIVAS建设与质量管理学习班"。

⑦2021年,PIVAS主任赴哈尔滨参加中国药师协会静脉用药集中调配工作委员会成立大会并被聘请为委员。

(4)赴其他医院PIVAS参观学习:PIVAS的工作管理经验是逐步更新的,我们作为一家有理想有抱负的PIVAS,更需要与时俱进。我院PIVAS派员工外出参观学习,学习和汲取好的管理经验和管理方法,不断改进我们的工作。

(二)增强员工的团队归属感

关心员工的生活,在每位员工生日当天,送上一份精美的生日礼物。在员工结婚、生病等情况下,科室同事主动给予祝福和关心。

(三)PIVAS团队工作获得医院肯定

(1)科室获得医院的巾帼示范岗、青年文明号、文化建设先进集体等先进称号。

(2)PIVAS员工每年都有多人获得医院"先进工作者""医德医风模范"等称号。

(周丽　苏艳芳　张未然)

第三节　加强科室内部人员的沟通

一、及时有效的沟通在工作中的重要性

沟通是信息传递、双方互动形成反馈的过程。我们虽然每天都在与周围的人保持着沟通，但不一定了解沟通的技巧以及重要性。因为沟通并不是一种单向活动，它需要沟通双方进行信息互动并有效反馈，其目的在于得到合理的结果。加强 PIVAS 员工之间的沟通，不断改善工作流程与制度，对提高工作效率及减少用药纠纷具有积极作用。良好的沟通能充分发挥员工的主观能动性，激发员工的工作热情和干劲，能在 PIVAS 内部形成良好的人际氛围，营造良好的工作生活环境。

二、通过加强沟通提升工作效率

（一）集中讨论 PIVAS 工作中存在的问题及具体的改进措施

（1）定期召集全体员工集中开会，讨论近期工作中存在的问题，对急需解决的问题群策群力，发挥大家的才智，共同思考讨论对策。

（2）对 PIVAS 工作中发生的重大差错进行讨论，分析出现问题的原因，并制订相应的措施加以预防。

（3）集中讨论如何更好地完善 PIVAS 工作中的各个环节，避免工作中可能引起差错的因素。

（4）同其他部门负责人一起，讨论如何更好地完成科室任务，提高科室内部工作的协调性。

（5）在实际工作中注重相互之间的信息交流，保证工作的顺利进行，避免因信息差错耽误工作。

（二）针对特定问题开展头脑风暴，提出思路以便进行 PDCA 改进

员工在 PIVAS 主任的指导下，分为多个 PDCA 小组，制订自己的改进计划，共同学习 PDCA 方法论、PDCA 相关软件的应用、各种图片的制作等知识，认真执行改进计划，收集资料并整理成文。本院 PIVAS 的 PDCA 项目无论是在数量上（12 项），还是在质量上（获得医院 PDCA 竞赛的优秀奖）都取得了优异的成绩。开展 PDCA 项目不仅解决了 PIVAS 工作中实际存在的一些问题，而且也带动大家学习运用 PDCA 这个管理工具。

（三）开展静脉用药安全的讨论

保证静脉用药安全，在提升患者对医疗的认可度的同时也要保证患者用药的疗效。如何保障患者用药安全有效就变得尤其重要，我院 PIVAS 定期组织开展静脉用药安全的讨论，全体人员集中讨论调配工作中存在的问题。要求每人总结心得和提出合理的建议，汇总目前临床静脉给药中存在的一些风险问题，并提出相应的改进措施，对存在的共性问题进行讨论后，制订解决方案并保证实施，对个别人员存在的问题，由 PIVAS 主任进行谈话，

要求其按标准操作规程工作,确保工作质量。

根据PIVAS工作中存在的具体问题,总结存在以下几个方面。

(1)工作流程方面:PIVAS整体工作流程的设计系统全面,但在实际操作过程中,有些步骤没有认真落实执行,导致一些风险因素增加。因此对各个工作环节要求进行扫码签字,在PIVAS工作区域安装视频监控,一方面有助于发生纠纷时提供事实依据,另一方面责任到人,发生差错后便于追责。

(2)人员安全意识方面:加强安全意识的宣传培训,通报输液安全事故的处理情况,对导致PIVAS输液安全事故的员工进行处罚等措施,确保PIVAS全体人员时刻保持安全意识。

(四)树立团队理念

树立团队理念,所有员工共同参与PIVAS各个方面的管理,提出合理化的建议。

(1)PIVAS的每位员工都是实际工作的执行者,仪器设备的操作者,对PIVAS的各项工作的开展都会有自己独特的见解。所有员工共同参与PIVAS的管理,不断优化工作细节,完善工作流程。

(2)成立PIVAS质量控制小组是实施质量管理的重要手段,PIVAS质量控制小组是医院规章制度的具体实施者。随着科室质量管理团队的探索发展,科室质量控制小组建设已经成为科室质量建设的重要依托,是提升科室质量品质的重要途径。

(郑铁骑　郑静)

第四章　加强临床沟通,满足临床需求

第一节　加强临床沟通,满足临床需求的意义

根据《静脉用药调配中心建设与管理指南(试行)》的要求,PIVAS 药师应当与临床科室保持紧密联系,了解各临床科室静脉用药特点,总结临床典型案例;调研、掌握临床静脉用药状况;收集临床科室有关成品输液质量等反馈信息。PIVAS 工作人员应该树立为临床科室提供更好服务的意识,主动加强与临床科室的沟通交流。PIVAS 定期派专人到临床科室进行信息收集,内容包括不合理医嘱审核信息、新药介绍、药物混合调配质量、配送时间和服务态度等。通过征求意见,不断改进和提高工作质量,使得 PIVAS 工作人员与临床医护之间在相互信任的基础上建立稳定的合作关系,提高临床医务人员对 PIVAS 工作的满意度。医疗工作在一定意义上讲是一种社会交往活动,PIVAS 工作人员在与临床科室进行沟通时,应注意面带微笑,微笑无须成本却能创造更多价值。合适、到位、谦恭的语言,谦逊的态度,都可以唤起他人的理解及合作热情。分析和处理问题时,设想自己处于对方的地位,利用"角色互换"的方法,充分理解临床科室医护人员工作的紧迫性,本着一切以患者为中心的初心,努力提高自己工作质量。当双方出现问题矛盾时,及时同临床科室沟通,积极处理发生的问题,确保双方工作顺利进行。

(郑铁骑)

第二节　与临床科室沟通

一、告临床通知书

护理部作为医院临床科室护理人员的管理部门,是医院护理工作的指挥中心。PIVAS 在工作中遇到需要通报全部临床科室信息的时候,通常先与护理部沟通,再通过护理部层层传达给各临床科室护理人员。所以 PIVAS 在成立之初便发布了"告临床通知书"。

(一)主要内容

告临床通知书主要包括了以下几个方面。

(1)告知临床科室护理人员 PIVAS 的地址、电话号码以及门禁系统使用方法。

(2)告知临床科室护理人员 PIVAS 的工作时间以及成品配送时间段。

（3）告知临床科室护理人员除危害药品、新生儿与普通肠外营养液外，PIVAS只接收长期医嘱，并在规定时间内发送。

（4）合理磋商临床科室用药的各种要求。

（5）告知临床科室退药医嘱必须与其用药时间相符。

（6）空包医嘱须提前告知，否则产生的相应后果（如损失药品）由临床科室自行承担。

（7）发生紧急情况时，在混合调配时间段内需要做空包或者退药的，临床科室应该立即电话告知，双方协商解决。

（8）对于当天特殊用药的临时医嘱，临床科室需提前发送并提前半小时电话告知。

（9）药品配送后，临床科室接收人员要在成品交接时进行清点、扫描并签字，明确责任。

（二）相关宣传沟通

（1）PIVAS工作人员应对PIVAS成立的意义、工作目标、工作流程进行宣传。在科室静脉用药集中调配开展前，指派专人深入临床与医务人员就合理用药、医嘱的录入、执行时间点、静脉滴注计划安排顺序、药品配送时间等方面进行具体、细致的沟通和磋商，与临床医护人员进行面对面的讲解与沟通，现场答疑。

（2）护理部或临床科室定期安排护士轮转到PIVAS参与工作，详细了解PIVAS的日常工作内容和流程，切身体验PIVAS的工作状态。在PIVAS工作的员工回到临床科室后，宣传PIVAS的工作流程等情况，让临床科室深入了解PIVAS的工作。

二、变动时的工作交接

我院目前处于发展时期，有时会出现科室的变更调整。PIVAS主任应及时与临床科室护士长沟通，保证PIVAS能及时准确完成临床输液的配送。

（一）临床科室变更工作地点

（1）临床成品输液配送地点变更：需安排成品输液配送工人提前熟悉路况及配送地点，避免配送时发生差错。

（2）临床联系方式的改变：PIVAS需提前了解临床科室新的联系方式，保证工作电话畅通。

（二）临床科室调整科室名称及工作地点

临床科室调整科室名称及工作地点后，PIVAS主任会与临床科室护士长协商，合理安排工作。

（三）PIVAS突发情况的通知

PIVAS遇到停电、信息系统故障、药品短缺等情况，会影响临床的配送时间，需及时告知护理部及各临床科室护士长。PIVAS会按照相应的应急预案进行处理。

三、配送顺序的安排及调整

PIVAS服务于我院所有临床科室，根据专科用药特点及静脉输液量的情况，我们将所有临床科室划分为3个先后配送时间段。

这种安排都是根据各科室的特点且护理部与各科室沟通之后确定的，一般情况下基本不变。当科室的工作地点或者静脉输液混合调配量发生改变时，也会根据情况适当动态调整。

四、危害药品和肠外营养液的调配与配送时间

根据《静脉用药调配中心建设与管理指南(试行)》(下称《指南》),危害药品和肠外营养液由于其特殊性,应当实行集中调配与供应,PIVAS应与临床科室沟通协商明确这两类医嘱临时混合调配的流程细节。PIVAS协同信息科,开通各科室危害药品和肠外营养液的PIVAS临时医嘱发送权限。根据《指南》要求,PIVAS应在调配操作前30 min,按操作规程启动调配间净化系统以及水平层流洁净工作台和生物安全柜,并确认其处于正常工作状态。所以鉴于PIVAS的工作时间安排、操作台的消毒灭菌要求等条件的限制,PIVAS要求此类临时医嘱必须提前发送至PIVAS信息系统并在需要治疗前半小时电话通知。

(一)危害药品

为规范此类药品调配操作规程,确保成品输液质量,保障患者合理用药,防止调配操作的员工职业暴露和环境污染,我院PIVAS对全院危害药品实行集中调配。

临床科室发送医嘱到PIVAS,工作人员按照流程做好药品准备,在接到临床科室调配要求或主动询问是否调配得到肯定答复后,才能进行混合调配。这样可以保证药品的现配现用。联系过程一定要确认科室、患者、床号、药品信息等,确保临床及时安全用药。

(二)肠外营养液

为规范肠外营养液调配操作规程,确保肠外营养成品输液质量,保障患者合理用药,PIVAS实行肠外营养液集中调配与供应。

肠外营养液所含的药品成分比较复杂,可达十几种之多。这么多的药品成分混合调配在一次性静脉营养输液袋中(详见第二篇第一章第五节),配伍禁忌的发生率大为上升。所以PIVAS审方药师一旦发现医嘱存在配伍禁忌时,应及时与临床护理人员或医师沟通,调整医嘱后才能混合调配。

五、用药干预

PIVAS药师在促进合理用药中发挥了积极的作用,能够确保患者合理、安全用药,使患者获得最佳治疗效果。我们将用药干预的内容进行记录,分类汇总后定期反馈给临床科室。

(1)用药干预主要有以下几个方面:①适应证不适宜;②用法、用量不适宜;③联合用药不适宜;④重复给药或无正当理由为同一患者同时开具2种以上药理作用相同的药品;⑤有配伍禁忌或者不良作用;⑥其他。

(2)我们对药品的溶媒要求整理分类,制成表格,为PIVAS药师与临床沟通提供依据,为临床医务人员正确选择溶媒、合理用药提供参考。对调配中的注意事项及常见问题进行总结,制作成静脉用药调配注意事项宣传页,明确危害药品混合调配注意事项,注明危害药品使用的溶媒、混合调配方法等。

(3)对于确因病情需要必须使用的超说明书用药医嘱,通知临床医师通过HIS系统在医师备注栏和(或)医师回执意见栏注明原因后再次予以审核通过。超说明书用药需到医务科登记审核,备案后才能混合调配。

作为PIVAS的药师,要在专业的前提下耐心地与临床医师交流用药干预的情况,回答

有理有据,才会显得更加专业,临床医师也更能接受。

(郑铁骑　刘明)

第三节　与其他相关职能部门沟通

一、医务科

医务科对全院医疗业务、医疗质量、医疗技术实施科学的组织管理,检查、督促全院的方针、政策及各项规章制度的落实和实施,并将实施情况及时反馈院方,以保障全院医疗工作的正常运行。

(1)医务科每月会对 PIVAS 进行督导检查,并下发督导检查记录表,要求限期改正督导过程中发现的问题。

(2)对临床超说明书用药的情况,PIVAS 会根据医务科的审核结果对相关医嘱进行处理。

二、保卫科

保卫科负责领导全院消防工作,加强防火、防盗、防破坏、防事故灾害宣传教育,加强排除消防隐患并做好整改措施。保卫科每月进行督导检查,定期组织消防演练,检查消防器械的有效期等工作。

(1)PIVAS 消防员积极配合相关工作,并落实消防安全培训和演练工作,做好培训和演练记录。

(2)PIVAS 消防员会定期检查 PIVAS 工作场所的消防设施及消防器材,对超过有效期或损坏的消防设施及消防器材上报保卫科,保卫科根据情况进行处理,保证消防设施及消防器材随时完好可用。

三、感染科

感染科负责对 PIVAS 的消毒灭菌工作、医疗废物的处理、手卫生的执行等工作进行督导检查。PIVAS 相关人员配合感染科制订相关的操作规程,确保 PIVAS 感染控制工作的完成。

(1)加强无菌操作的培训,对新进职工进行入职培训,不定期对所有职工进行培训,增强无菌操作观念,在工作中随时检查。

(2)对 PIVAS 医疗废物的处理制订标准操作流程,安排专人专岗负责医疗废物处理的督查。在 PIVAS 质控会上强调医疗废物分类的原则和不同的处理方式,要求所有职工熟记并准确处理。

(3)加强手卫生的宣传,对 PIVAS 各个洗手台进行检查,确保符合感染科要求。

四、其他部门

（一）工会

（1）传达工会的各项制度要求。
（2）积极参加工会组织的各项活动。
（3）下发职工福利。

（二）人事科

（1）负责员工的考勤管理及工休假等信息。
（2）咨询人事科员工休假的相关问题。
（3）负责解答职称考试等相关问题。

（三）科教科

（1）与科教科联系员工的继续教育问题。
（2）科研课题相关工作的沟通。
（3）进修人员相关衔接工作的沟通。

（张西南）

第四节 沟通方法与工具的优化

一、加强沟通技巧

PIVAS工作人员主要通过电话与临床科室进行沟通，所以要注意语言、说话的方式，利用PIVAS统一专业的称呼、处理流程来面对临床的沟通交流、问题反馈。药师应学会倾听，以全面掌握用药依据，站在对方的立场悉心倾听，可让你得到他人的尊重和理解。药师与医师沟通时，要耐心听取医师的用药依据，斟酌判断。全体工作人员应认识到不论是临床工作人员还是PIVAS工作人员都有一个共同的目标——保障患者用药安全、合理。PIVAS工作人员应明确自己的任务是协助临床合理用药，为临床提供优质、高效、安全的成品输液。但面对临床不合理的要求时，我们应当拒绝。

二、提升专业素养

PIVAS每月进行专业理论知识培训，由PIVAS药师轮流授课。强化审方药师的药学专业水平，通过总结药品处方集、编写审方手册等方法提高药师的专业能力，更好地解答临床药学专业问题，提升PIVAS全体人员专业水平，培养学习意识，提升专业素养。

PIVAS严格要求药师注意电话礼仪，同时端正工作态度，将电话礼仪、服务礼仪列入岗前培训内容，提升服务质量。加强PIVAS工作人员职业操守教育，树立"以患者为中心"

的服务理念；提高PIVAS工作人员的药学专业知识，加强工作责任心，严防各种差错事故的发生，保障患者用药安全；促使PIVAS工作人员积极寻找工作中的问题，乐于与临床医护人员进行沟通。

三、设置电话录音功能

电话录音可保存所有的通话记录及录音记录。PIVAS与临床科室的主要沟通方式就是电话沟通，在沟通传递信息过程中，总会存在沟通内容模糊不清、通知是否及时、通知时间的界定等问题。电话录音可及时方便查询电话沟通内容及时间，可准确回顾电话沟通的实际情况，解决与临床科室沟通存在的矛盾或误会。

设置电话录音功能有以下几个优点：①当与临床科室出现矛盾时，可明确责任人。②使用电话录音后，PIVAS工作人员及临床工作人员的通话态度得到改善。③电话录音可用于回顾临床用药咨询、意见反馈等信息，以便后续收集整理。

四、定期发放反馈表

PIVAS向临床发放临床科室联系反馈表，每月进行收集处理。PIVAS对临床各科室相关反馈进行分析回复，并提出具体的改进措施。每月向临床医护人员发放满意度调查表，收集临床一线的满意度及需求，针对所收集资料进行客观分析，修改工作流程与制度。

（1）反馈表的发放：每月月初由专人到临床各科室发放反馈表，一般由临床科室护士长进行填写评价，对存在问题进行简要说明。

（2）调查表的接收：接收时对临床科室提出的问题进行必要的询问，明确问题内容，以便对反馈的信息进行汇总处理。

（3）反馈信息汇总：由专人负责汇总并形成报告，按反馈意见通知PIVAS主任，再讨论问题处理方案及意见。

（4）反馈信息的处理及跟踪：汇总反馈信息的处理意见，跟踪各类问题的改善情况并交于负责人。

（郑铁骑）

第五章　PIVAS 质量持续改进

随着医疗行业以患者为中心的服务意识不断增强,以安全为核心的质量管理理念不断深入人心,追求质量管理成为医院生存发展的必然要求。质量持续改进是在全面质量管理基础上发展起来的一种更注重过程管理、环节质量控制,强调人人参与的质量管理理论,在促进医疗质量不断提升中发挥了重要作用。PDCA 循环是质量持续改进工作中的最基本工具。除了 PDCA 循环外,还有其他的质量持续改进工具用于实际工作。

一、全面质量管理

全面质量管理(TQC)是一种综合、全面的管理方式,以质量为核心,要求全员参与的全过程管理。其定义可以理解为在生产和服务的全过程中,以服务对象的满意度为核心,人人参与质量管理和保障,以持续提高服务对象的满意度。

二、品管圈

品管圈(QCC)是质量管理小组的简称,是由一组工作性质相同、相近或互补的员工自发组成的一个管理小组,以定期或不定期集中开会的方式探讨某项工作存在的问题,旨在通过团队协作、群策群力、头脑风暴,按照科学的活动程序,提出高效可行的实施方案,以达到低耗高产、不断提高质量的目的。品管圈可以激发员工的潜在能力,更好地调动工作积极性,促进团队配合协作,更有利于新思维的迸发,从而有效解决困难,提高工作质量。

三、5S 管理

5S 即整理(seiri)、整顿(seiton)、清扫(seiso)、清洁(seiketsu)、素养(shitsuke),起源于日本企业管理,其作用是提高效率、保证质量、改善环境、确保安全,属于精细化管理工具。

四、鱼骨图根因分析法

鱼骨图根因分析法(RCA)是一项结构化的问题处理法,主要用于寻找严重问题事件的根本原因并加以解决。鱼骨图根因分析法简捷实用,深入直观,可达到透过现象看本质的目的。

第一节　PDCA 质量持续改进实践

质量持续改进工具和方法有多种形式,每种形式的侧重点和开展方式均有所不同。我院选择采用 PDCA 循环作为质量持续改进的工具,开展的 PDCA 项目思路均来源于日常工作。在 PIVAS 主任主持下开展 PDCA 项目专题讨论会,找出工作中需要改进的内容并确定选题,集中进行讨论,项目小组组长对各自的项目研究计划做出阐述,讨论导致问题的各种原因并找出主要影响因素,针对性地提出改进方案。PIVAS 主任在听取各小组讨论后,针对各小组研究计划提出相应意见和建议,其他参与人员也积极发表自己的意见和建议,在共同学习的基础上进一步优化改进措施的可行性。通过讨论会初步确定 PDCA 项目的研究计划,下一步将针对研究计划落实改进措施,最终通过 PDCA 循环方法切实改进工作质量。

PDCA 循环是美国质量管理专家沃特·阿曼德·休哈特(Walter A. Shewhart)首先提出的,由戴明采纳、宣传,获得普及,所以又称戴明环。由英文单词 Plan(计划)、Do(实施)、Check(检查)、Action(处理)缩写组成。PDCA 循环是指在管理活动中,为了提高管理质量和效益所进行的计划、实施、检查、处理等工作程序的循环过程。PDCA 循环最早应用于企业管理,对提高工作效率、提高管理质量非常有效。PDCA 循环作为关注质量和协作的管理方法,通过系统分析以寻找合适的解决方案,并通过持续改进措施,给医院医疗服务提供了新的管理思路与方法。

为增强 PIVAS 工作质量,提升药学服务水平,保障临床用药安全,我院 PIVAS 将 PDCA 循环引入日常工作管理中,应用先进的管理方法进行 PIVAS 日常管理,在 PIVAS 的工作提升上取得了一定的成效。

一、PDCA 选题

我院 PIVAS 项目选题均取材于日常工作,就日常工作中遇到的问题进行讨论,最终确定 PDCA 项目。在项目选题上主要考虑 PIVAS 的独特性和指标的可量化性,希望项目能展现 PIVAS 的特点及达到显著的提升效果。

例如,以 PIVAS 职业防护相关内容为题创建 PDCA 项目,职业防护的内容涵盖较广,现有条件下无法用直观量化的方法评估,经过小组讨论,大家决定以人员培训效果这一间接指标体现职业防护的提升效果。这样一来定性的指标转化为量化的指标,既更加直观也更加容易操作。

二、PDCA 小组建立以及项目实施

提倡全员参与到 PDCA 项目中来。目前 PIVAS 正在进行或已完成的 PDCA 项目共 14 个,见表 3-5-1。保证每位员工都至少参与一个 PDCA 项目,包括 PIVAS 工作效率提升、账物相符率提升、冷链药品管理、混合调配残留量等项目,其中部分项目已开展两轮以上。

表 3-5-1　PDCA 项目

	项目编号	项目名称	监控指标
1	ZG2015-JPZX	PDCA 在提高患者静脉用药安全方面的应用	各环节差错例数
2	ZG2016-JPZX	应用 PDCA 循环方法提高 PIVAS 工作效率	混合调配速度,病区满意度,差错数,出门差错率

	项目编号	项目名称	监控指标
3	ZG2016-JPZX	应用 PDCA 循环方法减少 PIVAS 液体贴签差错	每月贴错液体数量
4	ZG2016-JPZX	PDCA 循环在 PIVAS 冷链管理中的应用	冷链药品暴露时间
5	ZG2016-JPZX	应用 PDCA 循环方法提高 PIVAS 工作人员的职业防护	考核合格率
6	ZG2016-JPZX	PDCA 法干预呼吸科抗菌药物使用强度的效果评价	抗菌药物使用强度、使用频次和强度影响因子
7	ZG2017-JPZX	应用 PDCA 循环方法改进全静脉营养液混合调配	考核合格率
8	ZG2017-JPZX	应用 PDCA 循环方法提高 PIVAS 账物相符率	药品盘点数量相符率
9	ZG2017-JPZX	应用 PDCA 方法降低 PIVAS 药品报损率	药品报损率
10	ZG2017-JPZX	应用 PDCA 方法减少 PIVAS 混合调配残留量	药物残留量
11	ZG2017-JPZX	应用 PDCA 方法减少 PIVAS 耗材使用	A4 纸月平均用量、中性笔月平均用量、中性笔芯月平均用量、圆珠笔月平均用量
12	ZG2018-JPZX	应用 PDCA 提高 PIVAS 人员手卫生依从性	手部卫生合格率
13	ZG2020-JPZX	应用 PDCA 循环方法实现我院 PIVAS 绩效的精细化考核管理	调配效率、平均调配时长、员工满意度
14	ZG2021-JPZX	应用 PDCA 方法提升调配新生儿肠外营养液质量	平均误差值、平均误差率、超标准率

接下来对其中 3 个项目的具体内容进行举例介绍。

(一)应用 PDCA 循环方法提高 PIVAS 工作效率

随着 PIVAS 工作量增大及配合医院接受等级医院验收工作(三甲复审),PIVAS 应用 PDCA 循环方法开展了一系列质量改进活动,提升了药学服务水平。PIVAS 于 2016 年 4—6 月引入 PDCA 循环方法,在提升 PIVAS 工作效率方面取得了一定成效。

1. 资料与方法

1)资料来源　收集 PIVAS 在 2016 年 3—7 月应用 PDCA 循环前后有关工作效率数据并进行统计分析。具体收集 PDCA 循环实施前(2016 年 3 月)与实施后(2016 年 7 月)的每日混合调配量、每日混合调配时长、每日混合调配人数、出门差错数登记记录及每月病区满意度调查记录,对比实施 PDCA 循环前后数据变化。

2）方法

（1）计划阶段。

①现状调查：我院PIVAS目前承担了包括儿科、ICU在内全院数十个病区的输液混合调配工作。由于工作量逐渐增大，前期人员紧缺等原因，现有的工作模式亟待改进。通过对数十个病区进行实地访谈调查，病区普遍反映送药时间晚，影响临床用药。鉴于后期医院新大楼落成，床位数增加会进一步加大PIVAS工作量，改进工作模式、提升工作效率是目前急需解决的问题。

②原因分析：针对PIVAS工作流程的各个环节即审方、印签、摆药、核对、混合调配、成品核对、药品运输，逐一进行分析，利用根因分析鱼骨图查找可能影响工作效率的原因，见图3-5-1。

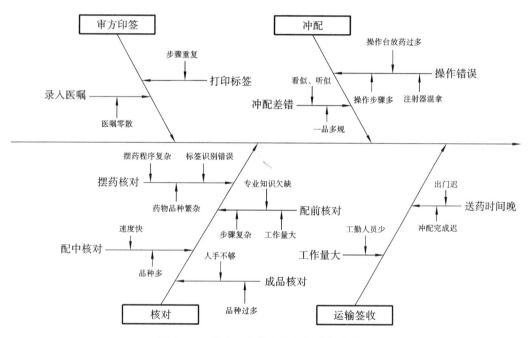

图 3-5-1　影响工作效率的根因分析鱼骨图

（2）实施阶段：针对影响PIVAS工作效率的各方面原因，从工作流程各方面找到提高工作效率的方法，提出切实可行的改进措施。

①审方：a.同批次标签按主药排序；b.医嘱标签右下方设置对应操作台号码，便于摆药；c.250 mL液体添加下划线以区分不同规格液体。

②摆药：a.同批次同种同规格液体同筐放置；b.不同批次液体以不同颜色摆药筐区分；c.同种同规格药品集中摆药，不同规格同种药品以不同颜色摆药筐区分。

③核对：a.肠外营养液、危害药品实行按步骤签章，双人核对；b.其他药品按批次及药品类别核对签字。

④混合调配：a.实行单品种混合调配模式；b.药理作用相同的同类药品同台位混合调配；c.同品种不同规格药品分开台位混合调配，避免看似听似及一品多规药品错误。

⑤成品核对：a.增加成品核对人数，工作职责分配到人；b.仔细核对成品药品颜色、液体量。

⑥药品运输：a.增加送药工勤人员人数；b.危害药品、避光药品及冷藏药品使用印有提示语的药袋包装。

静脉用药调配中心管理与实践

（3）检查阶段：根据计划和目标，评价改进措施实施一段时间后的效果。通过检查阶段检测改进措施的有效性，分析进展并提出下一步改进计划。

①随机检查：各环节负责人对工作人员的每日工作情况进行随机检查，检查工作人员各项操作是否达标并进行评估，及时记录及向全体工作人员反馈结果。

②定期检查：PIVAS主任每两周检查各环节负责人的工作，通过小组讨论形式，针对存在的问题和不足，提出下两周整改措施。

（4）处理阶段：对改进方案实施成果进行分析，小组讨论后将行之有效的措施列入规范化内容，形成规章制度和操作标准。对存在的不足和新发现的问题提出改进方案，进入下一个PDCA循环。

2. 结果 运用PDCA循环管理后，PIVAS药品调配工作效率明显提高。工作效率提高主要表现在工作速度和工作质量的提高。拟从PDCA循环前后两个时间段的混合调配速度、出门差错数及病区满意度三个指标变化评价改进措施效果。

PIVAS自2016年4月组建PDCA小组，针对提高工作效率通过Plan-Do-Check-Action四个环节开展了为期三个月的质量持续改进工作。实施PDCA循环前（2016年3月）PIVAS混合调配输液93133袋，发生出门差错事件4件，实施PDCA循环后（2016年7月）混合调配输液81989袋，发生出门差错事件2件。实施PDCA循环后混合调配速度及病区满意度较循环前增加5.06%、1.12%，出门差错率下降44.19%。具体结果见表3-5-2。

表3-5-2 PDCA实施前后混合调配速度、病区满意度及出门差错率变化情况

工作效率指标	实施前（2016年3月）	实施后（2016年7月）	增长率/（%）
混合调配速度/（袋/（时×人））	71.18	74.78	5.06
病区满意度/（%）	97.80	98.90	1.12
出门差错率/（%）	0.0043	0.0024	−44.19

3. 讨论

（1）提高组员个人能力，增强团队凝聚力。

PIVAS通过PDCA循环管理，明显减少了出门差错率及注射器损耗，增加了混合调配速度及病区满意度，提升了工作质量和工作效率。PDCA循环管理打破以往自上而下、行政命令的管理模式，使每位组员都参与到质量改进工作中，形成自下而上的改进机制。每位组员都有发表自己意见和建议的机会，个人综合能力得到提升。同时在与其他组员配合中，增强了个人团队意识及团队凝聚力。

（2）运用PDCA循环，持续改进药学服务质量。

PDCA循环应用于PIVAS，避免了传统质量改进模式目标计划性差、随意性强的缺点。通过实施PDCA循环制订明确的科室工作计划和目标，逐步完成每一活动步骤以达到既定目标。整个质量管理工作在不断循环中持续改进，最终通过确定标准化的操作规程使改进效果长期维持。此次PDCA循环以临床需求为目标，通过提升工作效率持续改进药学服务质量。

（3）运用管理工具，促进医院质量文化建设。

PDCA循环活动开展以来，各小组成员积极参与。通过开展各种形式的讨论活动，形成了互相协作、群策群力的管理氛围。随着医院三甲复审工作全面铺开，每位员工都需要参与到医院的质量建设中来。PDCA循环等一系列管理工具的应用形成了团结、务实、奉

献、创新的工作精神,促进了医院质量文化建设。

(二)应用 PDCA 方法提升调配新生儿肠外营养液质量

据相关文献及实际工作经验,新生儿肠外营养液实际可控的成品指标为成品重量,计划通过对比每张新生儿肠外营养液处方组成的理论重量与实际调配重量的误差来衡量新生儿肠外营养液的成品是否符合成品核对标准。

因此,本次 PDCA 改进计划将"降低新生儿肠外营养液处方组成的理论重量与实际调配重量的误差率"作为改进目标。

1. 第一轮改进

1)计划阶段　我院药学部 PIVAS 于 2020 年 12 月 16 日初步拟定第一轮改进计划,见图 3-5-2。

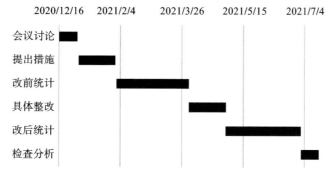

图 3-5-2　拟定计划时间甘特图

依照计划,在科室内开展 PDCA 小组专题会议,展开头脑风暴,从新生儿肠外营养液调配所涉及的人员、药品、器材、管理四个方面进行分析,制作相关根因分析鱼骨图,见图 3-5-3。

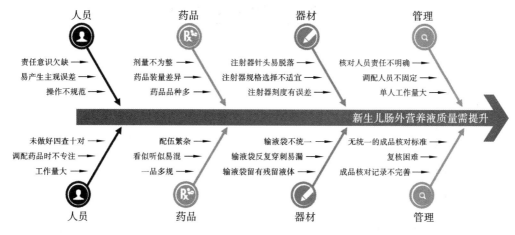

图 3-5-3　根因分析鱼骨图

根据根因分析鱼骨图结合工作经验我们得出,新生儿肠外营养液质量不易管控主要体现在以下几个方面:①患儿身份特殊,微小的剂量误差容易引起不良后果。②药品配伍复杂,且多为非包装单支剂量。③没有统一的新生儿肠外营养液成品核对标准,缺乏行之有效的管控措施。

2)实施阶段 针对根因分析提出的突出问题,我院 PIVAS 开展了以下工作:①成立新生儿肠外营养液管理小组,对新生儿营养液进行专项管理。②采用称量法核对新生儿肠外营养液,制作新生儿肠外营养液称量表。③称量记录每日新生儿肠外营养液的理论重量与实际重量。④建立新生儿肠外营养液成品核对记录本,每日记录专人管理。⑤对比改进前后每日新生儿肠外营养液的理论重量与实际重量,计算误差率。⑥制订 PIVAS 新生儿肠外营养液管理制度,严格规范员工操作流程。

通过查阅相关文献,结合电子天平称量相应液体及空白输液袋重量的方法制作新生儿肠外营养液重量计算表,称量数据见表 3-5-3。

表 3-5-3 新生儿肠外营养液重量计算表 1

项目	数据组										平均值
	①	②	③	④	⑤	⑥	⑦	⑧	⑨	⑩	
空袋	15.04	14.95	15.04	15.06	15.13	15.09	14.89	14.91	15.08	15.12	15.031
空 10 mL 注射器	8.01	7.98	8	7.98	7.96	8.02	7.99	8.03	8.02	7.98	7.997
50 mL 5%葡萄糖注射液	10.51	10.5	10.48	10.53	10.45	10.52	10.52	10.48	10.5	10.5	10.499
250 mL 10%葡萄糖注射液	10.53	10.54	10.54	10.55	10.5	10.49	10.49	10.45	10.58	10.45	10.512
50%葡萄糖注射液	11.96	11.93	11.86	11.82	11.89	11.85	11.92	11.89	11.86	11.88	11.886
10%氯化钠注射液	10.84	10.81	10.77	10.79	10.82	10.83	10.8	10.79	10.78	10.82	10.805
氯化钾注射液	10.74	10.72	10.77	10.75	10.76	10.71	10.73	10.73	10.74	10.76	10.741
小儿复方氨基酸注射液(18AA-Ⅰ)	10.42	10.4	10.33	10.31	10.39	10.38	10.41	10.38	10.4	10.42	10.384
注射用水溶性维生素	10.57	10.63	10.57	10.6	10.58	10.59	10.62	10.6	10.6	10.59	10.595
脂肪乳注射液(C14-24)	10.06	10.02	10.03	10.02	10.05	10.06	10.06	10.04	10.06	10.05	10.045

通过相关数据,制作新生儿肠外营养液重量计算表,见表 3-5-4。

表 3-5-4 新生儿肠外营养液重量计算表 2

药品	换算值	标签数值	重量/g	说明
10%葡萄糖注射液	1.052		0	①于"标签数值"栏依次填入标签上对应的数值(没有则不填),输入最后一个数值后点击表内任意位置即可自动得出总重量。②空袋换算值一栏不区分 250 mL 和 500 mL 空袋。③除"标签数值"一栏可编辑以外皆已锁定,不可更改,若需更改请联系 PDCA 成员。
脂肪乳注射液(C14-24)	1.004		0	
10%氯化钾注射液	10.75		0	
50%葡萄糖注射液	2.376		0	
浓氯化钠注射液	10.78		0	
小儿复方氨基酸注射液(18AA-Ⅰ)	15.400		0	
注射用水溶性维生素	0.008		0	
5%葡萄糖注射液	1.045		0	
空袋	15.04	1	15.04	
总重量			15.04	

记录 2021 年 2 月 1 日至 2021 年 3 月 31 日每日新生儿肠外营养液处方组成的理论重量与实际调配重量,并计算误差率,由于篇幅限制,部分数据展示如图 3-5-4 所示。

2月		一	二	三	四	五	六	七	八	九	十	十一	十二	十三	十四	十五	十六	十七	十八	十九	平均值
1	理论值	206.89	255.56	272.48	463.35	262.95	222.86	234.55	159.23	298.13	403.92	148.63	234.09	281.7	167.34	187.25	174.81	544.55	223.28	326.73	266.75
	实际值	212.89	256.38	272.37	484.06	295.96	221.72	227.39	176.94	286.31	404.52	152.17	235.06	278.57	171.68	189.44	184.85	560.58	223.04	327.98	271.68
	误差率	2.90%	0.32%	-0.04%	4.47%	12.55%	-0.51%	-3.05%	11.12%	-3.96%	0.15%	2.38%	0.41%	-1.11%	2.59%	1.17%	5.74%	2.94%	-0.11%	0.38%	2.94%
2	理论值	127.03	247.77	544.55	215.97	367.63	463.35	193.31	351.26	278.35	310.03	204.7	141.97	158.63	226.24	206.89	255.57	222.86	199.65	476.74	273.29
	实际值	123.88	246.18	538.99	217.03	363.39	479.7	192.47	348.51	279.66	303.7	207.85	138.27	168.68	227.38	202.32	249.13	235.49	195.86	494.44	274.36
	误差率	-2.48%	-0.64%	-1.02%	0.49%	-1.15%	3.53%	-0.43%	-0.78%	0.47%	-2.04%	1.54%	-2.61%	6.34%	0.50%	-2.21%	-2.52%	5.67%	-1.90%	3.71%	2.11%
3	理论值	310.84	291.14	186.8	264.33	124.11	210.35	289.7	570.92	118	390.74	227.76	138.02	158.46	366.43	222.86	377.21	170.22	275.9	565.32	276.80
	实际值	313.92	294.15	183.76	264.32	128.73	206.89	310.56	557.38	127.03	395.39	226.24	133.41	154.18	354.85	225.01	372.81	167.66	272.83	576.78	277.15
	误差率	0.99%	1.03%	-1.63%	0.00%	3.72%	-1.64%	3.62%	-2.37%	7.65%	1.19%	-0.67%	-3.34%	-2.70%	-0.44%	0.96%	-1.17%	-1.50%	-1.11%	2.03%	1.99%
4	理论值	127.03	256.84	333.39	557.38	127.27	409.53	385.14	565.32	220.09	136.9	263.76	377.21	222.86	206.89	320.33	226.24	285.11	178.65	138.02	281.50
	实际值	125.11	250.73	324.7	539.35	126.78	398.55	385.14	548.81	215.67	135.26	255.33	366.73	217.41	202.6	313.65	219.75	277.94	175.12	135.82	274.44
	误差率	-1.51%	-2.38%	-2.61%	-3.23%	-0.39%	-2.68%	-2.65%	-2.92%	-2.01%	-1.20%	-3.20%	-2.78%	-2.45%	-2.07%	-2.09%	-2.87%	-2.51%	-1.98%	-1.59%	2.27%
5	理论值	263.76	265.55	409.53	557.38	127.03	347.54	565.32	468.29	229.77	136.32	227.13	227.13	320.33	206.89	281.04	323.79				309.74
	实际值	269.7	263.13	407.57	569.97	126.17	344.31	572.98	476.63	229.05	138.67	222.37	221.88	315.91	206.03	277.28	321.84				309.59
	误差率	1.54%	-0.91%	-0.48%	2.26%	-0.68%	-0.93%	1.35%	1.78%	-0.31%	1.72%	-2.31%	-1.38%	-0.42%	-1.34%	-0.60%					1.23%
6	理论值	264.1	355.88	194.11	246.7	114.46	226.59	524.26	341.63	239.42	320.33	323.79	124.44	226.24	226.24	557.37	423.49				294.37
	实际值	258.62	350.95	186.39	240.71	110.57	225.16	529.41	335.09	233.53	316.52	321.66	125.48	224.27	215.44	562.74	430.88				291.71
	误差率	-2.07%	-1.39%	-3.98%	-2.43%	-3.40%	-0.63%	0.98%	-1.91%	-2.46%	-1.19%	-0.66%	0.84%	-1.26%	-4.77%	0.96%	1.75%				1.92%
7	理论值	136.77	240	231.59	557.38	282.95	483.87	275.26	274.22	116.29	226.24	320.33	197.83	227.13	124.45	247.55					262.79
	实际值	131.33	223.45	223.45	539.57	272.99	467.63	267.02	265.71	112.32	219.66	309.76	193.81	221.12	120.62	240.21					254.42
	误差率	-3.98%	-3.69%	-3.51%	-3.20%	-3.52%	-3.36%	-2.99%	-3.10%	-3.41%	-2.91%	-3.30%	-2.03%	-2.65%	-3.08%	-2.97%					3.18%
8	理论值	442.52	263.56	241.79	116.29	189.92	557.38	187.39	162.56	120.83	256.62	157.22	247.55	226.24	124.44	227.13					234.76
	实际值	461.1	289	245.79	115.94	186.57	554.92	181.03	161.93	118.13	258.93	157.26	243.36	235.19	124.55	228.41					236.14
	误差率	4.20%	2.06%	1.65%	-0.30%	-1.76%	-0.44%	-3.39%	-0.39%	-2.23%	0.90%	0.03%	-1.69%	3.96%	0.09%	0.56%					1.58%
9	理论值	256.62	131.586	247.55	119.63	226.24	227.13	170.42	125.6	405.14	116.28	195.5	557.37								231.59
	实际值	257.71	131.74	242.07	117.38	227.58	227.51	169.37	122.11	425.32	112.21	193.27	563.93								232.52
	误差率	0.42%	0.12%	-2.21%	-1.88%	0.59%	0.17%	-0.62%	-2.78%	4.98%	-3.50%	-1.14%	1.18%								1.63%
10	理论值	247.55	227.13	129.27	256.62	116.29	119.64	126.68	240.65	238.08	355.43	407.31									224.20
	实际值	240.66	223.89	135.65	255.45	113.11	116.25	122.26	235.36	235.71	369.91	408.84									223.23
	误差率	-2.78%	-1.43%	4.94%	-0.46%	-2.73%	-2.83%	-3.49%	-2.20%	-1.00%	4.07%	-0.37%									2.39%

图 3-5-4　新生儿肠外营养液理论重量与实际调配重量的误差率

针对图表反映出的问题,立即展开小组讨论制订相关制度,规范操作流程,并开展培训:①新生儿肠外营养液专项管理:新生儿肠外营养液所用药品专区摆放、专人拿药、专人核对、专人调配、专人复核、专人登记存档。②新生儿肠外营养液核对制度:新生儿肠外营养液采取多重核对制度,需调配药品每天由专人核对签字后递入调配间混合调配,调配人员核对后予以配制并盖上工章,成品营养液由专人扫描,称重,复核符合标准后予以配送。③新生儿肠外营养液成品核对规范:对新生儿肠外营养液成品进行理论重量计算及实际重量称量,进行对比,误差范围≤3%且重量误差≤10 g才可配送,对于超范围的成品,查明原因后,酌情予以重配。④新生儿肠外营养液登记管理:对每日新生儿肠外营养液称量计算数据登记造册,存档备用。

3)检查阶段 为提出更高要求,更有效保障患者用药安全,在符合安全有效的前提下,我院 PIVAS 规定误差率超过 3% 或重量误差超过 10 g 为超标准。对比两组数据可得以下对比表,见表 3-5-5。

表 3-5-5 新生儿肠外营养液成品质量改进前后对比表

月份	平均误差值/g	平均误差率/(%)	超标准率/(%)
2—3月	6.77	2.69	22.8
5—6月	4.66	2.3	17.38
同比下降	31.2%	14.5%	23.8%

新生儿肠外营养液成品质量改进前后柱状图见图 3-5-5。

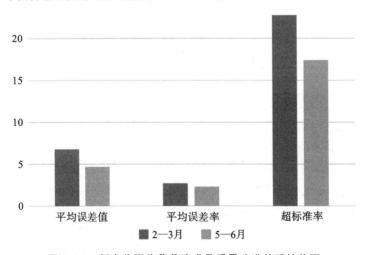

图 3-5-5 新生儿肠外营养液成品质量改进前后柱状图

经过本轮 PDCA 循环在 PIVAS 新生儿肠外营养液质量提升中的改进,对比 2021 年 2—3 月、2021 年 5—6 月的数据发现,新生儿肠外营养液成品重量误差率显著降低,平均误差值下降 31.2%,平均误差率下降 14.5%,超标准率下降 23.8%。

4)处理阶段 我院 PIVAS 在第一轮改进过程中发现了以下待解决问题:①溶媒(10% 葡萄糖注射液,5% 葡萄糖注射液)自有的装量差异如何避免。②如何简化工作流程,提升工作效率。③如何进一步提高新生儿肠外营养液重量计算表的准确度。因此立即开展了第二轮 PDCA 改进计划。

2. 第二轮改进

1）计划阶段　见图 3-5-6。

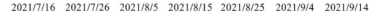
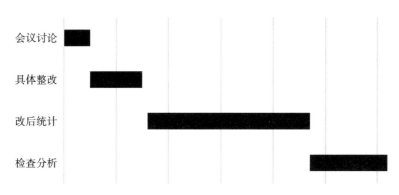

图 3-5-6　拟定计划时间甘特图

2）实施阶段

依照计划实施改进：①优化新生儿肠外营养液记录方式，无纸化办公，简化操作，方便管理。②尽可能消除装量差异带来的影响，采用统一的营养输液袋进行调配。③减少因操作习惯等问题产生的误差，使用高精度自动加药机调配新生儿肠外营养液。

针对第二轮需要改进的问题在相关工作制度上新增了以下条款：①新生儿肠外营养液调配要求：新生儿肠外营养液混合调配时需使用专用 500 mL EVA 静脉营养输液袋，所有溶液需按照肠外营养液混合调配规范依次加入营养输液袋中。②新生儿肠外营养液自动加药机使用要求：新生儿肠外营养液混合调配过程中使用高精度自动加药机将葡萄糖注射液等溶媒加入营养输液袋中，以尽可能消除装量差异。③新生儿肠外营养液成品核对登记规范：每日核对人员对新生儿肠外营养液成品进行理论重量计算及实际重量称量，进行对比后，所有数据需按要求填至新生儿肠外营养液记录表中。④新生儿肠外营养液调配注射器选择要求：新生儿肠外营养液混合调配过程中，要求抽取 10 mL 以下液体时使用 10 mL注射器，10 mL 以上液体时才可使用更大规格的适宜注射器。

针对以上条款，开展人员培训，并记录 2021 年 8 月 1 日至 2021 年 8 月 31 日每日新生儿肠外营养液处方组成的理论重量与实际调配重量的误差率，部分展示见图 3-5-7。

3）检查阶段　对比第二轮改进后与第一轮改进后的数据，制作对比表，见表 3-5-6。

表 3-5-6　新生儿肠外营养液成品质量改进前后对比

月份	平均误差值/g	平均误差率/（%）	超标准率/（%）
5—6月	4.66	2.3	17.38
8月	1.56	1.6	8.25
同比下降	66.5%	30.4%	52.5%

新生儿肠外营养液成品质量第二轮改进前后柱状图见图 3-5-8。

经过第二轮 PDCA 循环在 PIVAS 新生儿肠外营养液中的改进，对比 2021 年 5—6 月与 2021 年 8 月的数据，新生儿肠外营养液成品重量误差率显著降低，平均误差值下降66.5%、平均误差率下降 30.4%、超标准率下降 52.5%。

8月		一	二	三	四	五	六	七	八	九	十	十一	十二	十三	十四	十五	十六	十七	十八	十九	平均值
1	理论值	120.21532	372.8544	162.39936	420.2209	182.69096	129.93088	110.04466	388.23342	197.914	335.4223										231.61
	实际值	132.76	385.83	164.73	423.12	186.52	133.2	115.84	384.59	200.18	339.35										236.31
	误差率	10.44%	3.48%	1.44%	0.69%	2.10%	2.52%	5.27%	-0.94%	1.14%	1.17%										3.11%
2	理论值	379.1144	218.6299	352.4313	363.7051	167.15544	129.93088	177.36496	173.6986	263.2806											256.07
	实际值	369.14	225.75	358.32	363.25	168.13	131.54	176.18	162.66	268.53											256.29
	误差率	-2.63%	3.26%	1.67%	-0.13%	0.58%	1.24%	-0.67%	-6.36%	1.99%											1.97%
3	理论值																				
	实际值																				
	误差率																				
4	理论值	137.3202	271.7531	224.09	294.92	337.3	181.79	320.24	256	119.9	185.48	383.27	122.1								236.18
	实际值	138.34	267.61	225.7511	296.14	335.4223	183.67156	326.4456	258.1476	120.49856	187.8108	391.3075	122.43014								237.79
	误差率	0.74%	-1.56%	0.74%	0.41%	-0.56%	1.04%	1.94%	0.84%	0.50%	1.26%	2.10%	0.27%								1.00%
5	理论值	326.4456	298.1552	309.2162	188.85	120.55	307.4	213.51	141.6068	312.51792	117.62876	314.3823									241.97
	实际值	320.01	296.32	316.18	187.9	120.55	307.4	213.51	139.66	308.58	116.45	308.7									239.66
	误差率	-1.97%	-0.62%	2.25%	-0.84%	0.04%	-0.86%	-1.45%	-1.37%	-1.26%	-1.00%	-1.81%									1.34%
6	理论值	197.7827	101.17916	339.14816	147.3636	185.6	340.1611	110.49856	323.8501	323.0252	261.7346										234.21
	实际值	208.54	100.32	332.29	152.84	185.6	336.89	118.51	324.31	325.83	267.3										235.24
	误差率	5.44%	-0.85%	-2.02%	3.72%	-0.93%	-0.96%	-1.65%	0.14%	0.87%	2.13%										1.87%
7	理论值	260.4351	232.5174	341.7688	119.47	341.2376	236.74	155.3368	197.3533	333.09272	148.55236										236.96
	实际值	264.69	229.28	342.47	119.47	339.95	236.74	153.84	195.56	333.08	147.24										236.23
	误差率	1.63%	-1.39%	0.21%	-0.85%	-0.36%	-0.86%	-0.96%	-0.91%	0.00%	-0.88%										0.81%
8	理论值	258.2821	195.1801	284.5654	109.6673	187.9	340.16	312.45	146.29	219.858	189.14										224.35
	实际值	255.88	187.77	283.35	110.48	187.2	335.45	311.98	147.37	219.45	188.34										222.73
	误差率	-0.93%	-3.80%	-0.43%	0.74%	-0.37%	-1.38%	-0.15%	0.74%	-0.19%	-0.42%										0.91%
9	理论值	258.2821	148.6642	147.8369	245.1062	340.1611	168.66026	147.2594	227.72828	109.66734	189.14688										198.26
	实际值	258.85	154.03	152.58	244.57	338.14	165.65	150.04	227.95	110.51	186.86										198.92
	误差率	0.22%	3.61%	3.21%	-0.24%	-0.59%	-1.78%	1.89%	0.10%	0.77%	-1.21%										1.36%
10	理论值	167.426	148.66	247.76	147.83	269.7	141.38	207.44	199.07	343.53	180.37										205.32
	实际值	165.19	148.61	244.2	147.46	265.49	139.59	204.83	197.06	337.52	178.66										202.86
	误差率	-1.34%	-0.03%	-1.44%	-0.25%	-1.56%	-1.27%	-1.26%	-1.01%	-1.75%	-0.95%										1.08%
11	理论值	184.7932	233.6804	96.95006	201.872086	223.54608	292.2654	200.3805													204.78
	实际值	183.06	230.81	97.58	201.24	220.49	269.17	198.89													200.18
	误差率	-0.94%	-1.23%	0.65%	-0.31%	-1.37%	-7.90%	-0.74%													1.88%

图 3-5-7 新生儿肠外营养液理论重量与实际调配重量的误差率 2

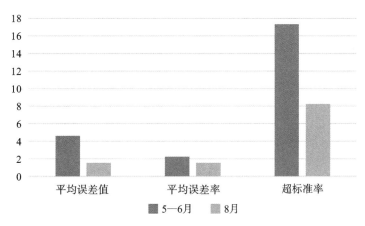

图3-5-8　二轮新生儿肠外营养液成品质量第二轮改进前后对比

3. 实施效果　经过两轮PDCA循环改进,相较于改进之前,我院PIVAS在降低新生儿肠外营养液处方组成的理论重量与实际调配重量的误差率上取得了显著成果。其中平均误差值由6.77 g下降到1.56 g,平均误差率由2.69％下降到1.6％,超标准率由22.8％下降到8.25％。

同时我院PIVAS在以下方面也得到了提升。

新生儿肠外营养液的混合调配方法得到了改善:①调配人员改善,减少单人工作量,双人核对互相监督审核。②输液袋改善,使用专用500 mLEVA静脉营养输液袋,减少装量差异的影响。③混合调配方式改善,使用自动加药机抽取溶媒,用量更加精准。④注射器使用改善,按规范化要求使用注射器,不同液体使用不同规格注射器,一次一换,减少感染,提高精度。

管理方法得到了优化:①成立新生儿肠外营养液质量管理小组,管理专员化。②新建立了新生儿肠外营养液重量计算表,提高了新生儿肠外营养液成品质量的可控性。③规范化管理了新生儿肠外营养液进出PIVAS的各个流程步骤。④形成了行之有效的规章制度。

科室员工的素质能力得到了提升:①员工行为更加规范,具有了更好的人员管理措施,更强大的约束力,更加合乎规范的混合调配要求。②员工参与管理学习意识增强,提高了员工业务外学习的能力,提高了员工主动学习改进的意识。③理论知识业务能力更加丰富,规范和提高了员工操作技能,丰富了员工基础理论知识,加强了员工主动改进提升自我的能力。

(三)应用PDCA循环方法提高PIVAS账物相符率

我院PIVAS于2009年建成并投入使用,目前承担全院数十个病区的输液混合调配工作,日常工作流程较为烦琐,其药品管理的规范性对药品质量、临床用药安全以及患者生命健康具有重要作用。面对临床用药品种多、发放药品数量大、药品流通快以及各种突发因素的影响,如何真正做到账物相符成为PIVAS药品质量管理的一大难题。针对这一难题,我院将PDCA循环应用于提高PIVAS账物相符率,取得了一定成效,现介绍如下。

1. 资料与方法

1)资料来源　收集我院PIVAS 2016年4月至2017年4月药品盘点数据,统计分析

PDCA 管理活动对策拟定前(2016 年 4 月至 2016 年 12 月)、对策实施过程中(2017 年 1－3 月)及对策实施后(2017 年 4 月)PIVAS 账物相符率,作为 PDCA 循环管理的依据。账物相符率＝账物相符药品品种数量/盘点药品品种总数×100％。

2)现状把握及目标设定　在进行 PDCA 循环管理前,我院 PIVAS 同门急诊药房、住院药房一样,药品盘点为每季度盘点一次,2016 年 4 月至 2016 年 12 月共盘点 3 次,2016 年第二季度盘点药品共计 268 种,有 203 种药品达到账物相符,账物相符率为 75.74％。针对我院 PIVAS 在 PDCA 循环管理前账物相符率偏低的现状,从可行性的角度出发,设定 PDCA 循环管理后账物相符率应高于 90％。

3)账物不符的原因解析　由于药品流通环节诸多,不可避免会产生账物不符的现象,我们采用根因分析鱼骨图分析 PIVAS 账物不符的原因,主要从药品入库、药品出库、药品报损、设备故障、药品盘点环节进行分析,找出可以改进的地方,具体见图 3-5-9。

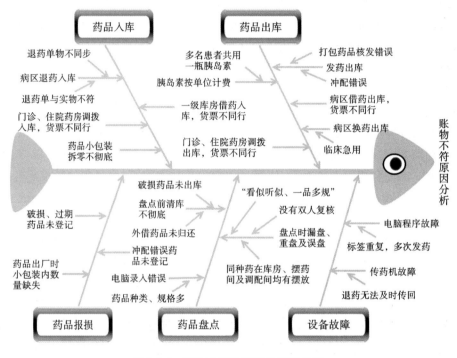

图 3-5-9　PIVAS 账物不符的原因分析

4)对策拟定与实施　通过根因分析鱼骨图分析我院 PIVAS 账物不符的原因,结合每个环节的实际情况及对策的可行性,我们从工作制度、工作流程等方面拟定了相关对策,具体如下。

(1)药品入库环节:①验收入库由双人核对签字,按需申领,避免用量较少的药品积压失效;②从一级库房或药房调拨入库做到货票同行,及时开单清账,由值班人员在当天下班前督促完成;③对于本部门急用需要从药学部一级库房借入的药品先开具借条,待一级库房开具"出库单"核准入库后再如实减去借条上的药品数量,避免重复上库存造成账物不符;④药品拆零时仔细检查小包装,避免拆零不彻底造成入库数量缺失;⑤及时审核病区退药医嘱,仔细核对溶媒、用药日期、药名、剂型、规格及数量,验收合格后操作退药清单,如有差错及时和病区沟通解决。

(2)药品出库环节:①尽量避免药品外借,对于临床急用需要借出的药品如实登记,由借出药品的药师在借条上签字盖章,并于每月盘点前及时追回;②门诊药房或住院药房调拨出库做到货票同行;③混合调配前仔细核对溶媒、药名、剂型、规格及数量,避免差错发生,主班人员负责对混合调配错误药品在差错登记本和报损登记本上登记,每月对差错原因汇总分析,纠正差错的同时改进方法,进一步降低差错率;④禁止病区护士换药,如果临床急用可以先借后还,避免不同种药品的互换造成账面库存与实物库存不符。

(3)药品报损环节:①在药品上架、摆药及混合调配过程中轻拿轻放,减少人为因素造成的药品破损,并与个人绩效挂钩;②对破损药品和过期失效药品在报损登记本上登记,安排责任人定期检查登记情况。

(4)药品盘点环节:①盘点前做好清库工作,对所有出入库单据进行确认,外借药品及时追回,需要报损的药品先进行出库处理;②对于PIVAS"看似听似、一品多规"药品,列出清单制成一览表,组织部门员工培训学习,并在药架上贴上醒目的警示标识,以示提醒;③盘点时耐心细致,认真清点摆药间、调配间以及二级库房的药品数量,进行双人核对签字,避免药品的漏盘、重盘及误盘,并与每月绩效挂钩;④将科室每季度一次的盘点改为每月盘点一次,建立责任药师专人负责制,将账物核查工作分配到人,小组内部不定期进行自查,一旦发现账物不符及时追寻原因,贵重药品每日清点,保证账物相符。

(5)设备故障环节:①对电脑系统进行定期维护,如果发生标签重复现象,立即同计算机中心工程师联系,及时追查原因,优化审方程序,避免此类问题再次发生;②气动传输机发生故障时,立即通知物流中心处理,同时和病区联系,请病区护士在当天下班前将退药送至PIVAS。

2. 结果

1)效果确认　效果确认阶段就是对循环改进后取得的成效进行分析,及时总结经验和不足,以指导下一轮PDCA循环的进行。检查方法主要有以下两种。

(1)随机盘点:责任药师将账物核查工作落实到位,不定期自行核查,一旦发现账物不符及时追寻原因,对存在的问题向PIVAS全体员工进行反馈,大家合力寻找解决方法。

(2)月底大盘点:每月月底对PIVAS所有药品进行大盘点,然后对盘点结果进行统计分析,计算账物相符率,并同上月数据进行对比分析,对存在的问题提出下一步整改措施。

PDCA循环管理前、中、后期PIVAS账物相符率改善情况见表3-5-7。

表3-5-7　PDCA循环管理前后PIVAS账物相符率情况对比

项目	PDCA循环前			PDCA循环中			PDCA循环后
	2016年6月	2016年9月	2016年12月	2017年1月	2017年2月	2017年3月	2017年4月
账物相符率/(%)	75.74	81.34	78.49	84.91	88.68	90.57	91.42
平均值/(%)	78.52			88.05			91.42

在目标设定环节,基础目标是使我院PIVAS账物相符率高于90%,经过第一轮PDCA循环管理后,PIVAS账物相符率提高到91.42%,如期完成设定目标。除此之外,PIVAS员工在责任感、沟通协调能力、解决实际问题能力等方面也有不同程度的提高。

2)标准化处置　通过一系列改进措施的实施,PIVAS账物相符率显著提高。在PDCA循环结束后,我们对检查中发现的问题及时进行总结,制订了一套标准化流程,确保改进措施执行到位,防止类似问题再次发生。

3)讨论　药品管理是医院管理工作的重要组成部分,账物相符率则是衡量医院药品质量管理水平的重要指标。PIVAS是近年来逐渐发展起来的新部门,它与门诊药房、住院药房最大的区别在于直接为住院患者提供静脉滴注药品,由于药品直接进入人体血液循环,因而对药品的安全性有更高的要求,所以对其账物相符率的关注也显得尤为重要。由于PIVAS直接服务于临床用药,当PIVAS大量接收病区用药医嘱的时候,可能出现系统中某些药品库存不足的情况,我们需要在系统中立即补足库存,而这个库存与药品的实际库存可能存在一定的偏差,这也是造成PIVAS前期账物相符率偏低的主要原因。

为了改善这一现状,我们通过采用PDCA循环管理方法,使PIVAS账物相符率由改进前的78.52%提高到91.42%,改进效果非常显著。在此次改进过程中,对于药品的入库和出库环节,保证货票同行、及时入库是关键,系统账面库存与实际库存保持一致可以避免临时上库存引起账物不符。此外,由于PIVAS工作流程多,每个环节的差错对账物相符率都有不同程度的影响,我们通过组织专题培训、建立药师专人负责制等措施,将账物核查工作分配到人,不仅提高了员工责任感,也有助于将具体工作落到实处。

综上可知,在PIVAS的日常管理中,制订合适的改进项目、具体细致地分析各方面因素、建立可靠的监控指标,以及提出切实可行的改进措施是运用PDCA方法进行质量持续改进的关键所在。通过多个项目和多轮PDCA循环改进,我院PIVAS在多个方面的质量持续改进上都取得了一定成果。

(刘晶　周丽　赵恒　徐莲　岳雨雯)

第二节　开展 PDCA 的成果

我们将PDCA项目成果制成简易版海报,张贴于PIVAS文化墙上,对PIVAS质量改进成果进行展示的同时也提升了科室的管理氛围。我院对于质量控制方面的把控一直非常严格,积极推进应用PDCA管理学方法进行质量改进。每年都会在院内开展PDCA竞赛,分享优秀的PDCA案例,并给予获奖项目一定的奖励。我院PDCA竞赛至今已连续举办三届,在院内形成了良好的氛围,鼓励人人参与管理,起到了逐步提升医院整体管理质量的效果。PIVAS工作人员积极参加医院和药学部组织的每场PDCA竞赛,均取得了较好的成绩。

2016年、2017年PIVAS项目"应用PDCA循环方法提高PIVAS工作效率""应用PDCA循环方法提高PIVAS账物相符率""PDCA循环在PIVAS冷链管理中的应用""应用PDCA循环方法提高PIVAS工作人员的职业防护""应用PDCA循环方法减少PIVAS液体贴签差错"参加药学部PDCA竞赛,其中项目"应用PDCA循环方法提高PIVAS工作效率"获一等奖,项目"应用PDCA循环方法提高PIVAS账物相符率"和"PDCA循环在PIVAS冷链管理中的应用"获二等奖的好成绩。

除此之外,"应用PDCA方法减少PIVAS混合调配残留量"在2017年湖北省黄鹤论坛中夺取了三等奖,"PDCA循环在PIVAS冷链管理中的应用"同时获2017年度湖北省宜昌市第一人民医院PDCA竞赛一等奖。

我院PIVAS开展的PDCA不仅在一些活动竞赛上取得成绩,而且对于PIVAS质量持续改进,主要有以下三个方面的积极意义。

(一)提高组员个人能力,增强团队凝聚力

PIVAS通过各项PDCA循环管理,明显减少了差错率,提高了工作质量和工作效率,提高了病区的满意度。PDCA循环管理方法打破以往自上而下、行政命令的管理模式,使每位组员都参与到质量改进工作中,形成了自下而上的改进机制。每位组员都有发表自己意见和建议的机会,个人综合能力得到提升。同时在与其他组员配合中,增强了个人团队意识及团队凝聚力。

(二)运用PDCA循环,持续改进药学服务质量

PDCA循环应用于PIVAS,避免了传统质量改进模式目标计划性差、随意性强的缺点。实施PDCA循环,制订明确的科室工作计划和目标,逐步达到既定目标。整个质量管理工作在循环中不断改进,最终通过形成标准化的操作规程使改进效果长期维持。PDCA循环以临床需求为目标,通过提升工作效率可持续改进药学服务质量。

(三)运用管理工具,促进医院质量文化建设

PDCA循环活动开展以来,各小组成员积极参与。通过开展各种形式的讨论活动,形成了互相协作、群策群力的管理氛围。随着医院三甲复审工作全面铺开,每位员工都需要参与到医院的质量建设中来。PDCA循环等一系列管理工具的应用提升了员工团结、务实、奉献、创新的工作精神,促进了医院质量文化建设。

(宋学懂　郑素)

第六章 绩效考核管理

第一节 开展绩效考核管理的意义

实施绩效考核管理是医院管理工作的重要组成部分,其核心内容就是要建立一套科学、实用的考核体系,对科室和工作人员个人的绩效目标进行计划、沟通、反馈和优化。科学有效的绩效考核工作不仅有利于激发广大医护人员的活力,也有利于促进医院的高质量发展。

在目前医院绩效考核工作中,绩效考核一般采用医院、科室两级考核相结合的方式,员工考核以年为单位进行事后评价,考核结果直接与绩效奖金相连,导致员工往往更关注考核环节而忽视绩效质量本身;同时员工参与度较低,缺乏绩效改进环节,绩效考核管理难以发挥激励效果,因此还需要医院进一步加强绩效考核工作的分析和研究。

在绩效考核管理方面我院积极引进科学先进的管理理念与管理手段,不断在实践中探索、升级、优化。为此我院 PIVAS 借助一切有效的手段推进绩效考核管理工作的开展,通过运用 PDCA 循环优化 PIVAS 绩效考核管理,使 PIVAS 绩效分配更加科学、公平、合理。

(宋学懂)

第二节 PIVAS 绩效考核管理的相关制度依据

一、药学部绩效分配方法

根据医院奖励性绩效工资分配方案,本着按劳分配、兼顾公平、不搞平均主义原则,制订药学部奖励性绩效工资二次分配方案。

(1)科室各部门按服务质量、技术难度、责任、风险、工作量、贡献大小等拉开分配档次,按系数发放。

(2)外出进修人员奖励性绩效工资为科室平均奖励性绩效工资的 50%。

(3)在我院药学部工作满 2 年的药学人员,未通过药学专业技术职务任职资格考试的,奖励性绩效工资为部门平均奖励性绩效工资的 80%;在我院药学部工作满 3 年及以上年限的药学人员,仍然未通过药学专业技术职务任职资格考试的,奖励性绩效工资为部门平均奖励性绩效工资的 50%。

（4）经过科室讨论需特别照顾的人员（上部门的单一班型或部分班型或履行岗位部分职责的人员等），每月按不高于部门（门诊西药房、门诊中药房、住院药房、静脉药物调配中心、综合部门、制剂室）平均奖励性绩效工资的70%发放。

（5）每月对部门PIVAS主任进行考核，根据考核情况发放管理奖金。

二、PIVAS护理人员绩效分配方法

PIVAS护理人员奖金分配参照医院奖励性绩效工资分配方案，混合调配环节为此分配的关键部分。

（1）医院实行院科二级分配，尊重科室二次分配自主权。各科室应该按医院奖励性绩效工资分配的基本原则，拟定科室二次分配方案，并报医院审核备案。

（2）科室按照制订的二次分配方案进行分配。各科室必须成立由3～5人组成的二次分配小组，以质量、安全、服务、管理、效率为主要考核指标，将科室二次分配量化到个人和岗位，分配结果在科室内应做到公开透明。

（3）将医院分配的科室护理人员的奖金总额，除以当月有资格获得奖金的护理人员数，得到平均每个护理人员可得的奖金，再拿出平均奖金额的1/4进行二次分配，即参与二次分配的奖金额为总额的1/4。二次分配的主要依据为护理人员的当月药品调配量。药品调配量依据调配药品的数量以及调配的难度系数（仅限新生儿肠外营养液、儿科药品、危害药品、肠外营养液等特殊使用的药品）综合起来计算。

（4）当前我们的计算方法是以每一组调配好的药品为计算单位，这种方法存在一定的短板问题，例如，同样一组普通药物混合调配难度相差较大时候，易出现混合调配人员主观意识的选择。为此，我们将以单支药品为计算单位，精准确定每一支药品的权重，再附加每组特殊使用药物的用法权重，科室权重保证药品调配工作公平有序进行，见表3-6-1。

表3-6-1 绩效计算公式

每袋工作量＝加法系数＋基础系数＋总药品系数
加法系数：普通药物（含抗菌药物）：0；危害药品：5；肠外营养液：10；新生儿肠外营养液：10；儿科药品：1.2
基础系数：调配每袋药所需基础工作时间系数
总药品系数：$\sum_{i=1}^{n} Q_i K_i$（Q：药品系数；K：药品支数）

加法系数：将所有药品按照混合调配特征分为普通药物（含抗菌药物）、危害药品、肠外营养液、新生儿肠外营养液和儿科药品五类，结合综合调配的复杂程度、所耗时间及危害程度予以赋值。

基础系数：每袋药从准备药品、消毒等到开始调配前所需准备的时间，可以通过大量的重复计时数据分析得出一个固定值。

药品系数：一种药品相对于参照药品调配所耗的时间比。首先，选定一个药品作为参照药品。以药品的使用量和混合调配难易程度为标准进行筛选。选定质子泵类药物为参照药品，并设定其药品系数 $Q_{质}$ 为1，通过多次重复计时的方式得出质子泵类药物单支平均调配时间 $t_{质}$。并通过多次重复计时的方式，提取员工调配单支药品的时长 t_i，代入公式

$Q_i = Q_质 t_i / t_质$，最终可以得出这种药品的系数。

（5）实行新的绩效考核方案，将药品系数数据录入原有的 PIVAS 程序中进行实际操作运行，发现问题及时处理。

三、PIVAS 绩效组成部分

（一）我院奖励性绩效来源分类

（1）月度奖励性绩效按医院奖励性绩效工资分配方案执行，由效益奖和效率奖两部分构成，与全面质量管理月度考核挂钩，实行质量否决。

（2）季度奖励性绩效、年度奖励性绩效根据出勤等考核结果发放。

（3）其他奖励性绩效按医院相关文件或党委会（院办公会）决议执行。

（二）绩效组成

绩效考核主要分为考勤管理、惩罚与奖励项目、调配工作量考核三个部分。

（1）考勤管理：参照医院人事科相关规定执行，当月考核未达到满勤要求时，病假、丧假、事假、婚假对当月工资与绩效奖金均有影响。

（2）惩罚与奖励项目：依据科室每个月的差错记录与科室质控小组制订的相应的差错奖惩规则，相应地扣除当月的奖金。

（3）调配工作量考核：假设科室护士 2020 年 11 月二次分配人均奖金为 721 元，每个人的奖金变化见图 3-6-1，这种变化也比较符合事实。

2020年11月份护士奖金对比			
姓名	奖　金（旧）	721	奖　金（新）
**	755		735
***	881		844
**	673		663
***	805		775
**	784		707
***	730		737
**	598		576
***	895		890
***	531		577
**	718		710
***	629		628
**	654		704
注：一、此次按照每支药品权重计算，所有药品权重系数暂定为1（包含液体），胰岛素未纳入计算。二、用法加成：化疗药（每袋）×4，三升袋（每袋）×3，新生儿（每袋）×2，儿科（每袋）×0.6。			

图 3-6-1　新旧算法护士奖金对比

（4）绩效审核发放流程：根据以上的考核管理办法进行汇总，将绩效考核结果提交药学部。药学部再上交经管办进行后续的操作流程，详情可见图 3-6-2。

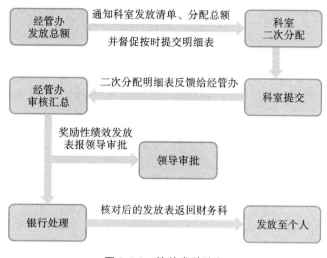

图 3-6-2　绩效发放流程

（宋学懂　郑静　郑建灵）

第三节　统计分析差错，制订绩效考核方案

制订发现差错就登记的规章制度，每月详细统计科室内差错以及科室外差错，并由PIVAS质控小组进行"差错分析"，就产生的原因做进一步的改进，不断完善工作细节，减少差错发生。为提高工作效率，PIVAS主任要求工作职责细分，并责任到人，做好登记记录，一旦发生差错事故，便及时追踪到相关人员。

一、制订考核方案，严格执行

为了更准确合理地进行绩效考核，PIVAS共同讨论制订了PIVAS奖惩方案，经全体员工会议通过后，严格按照方案执行。

（一）明确责任

为明确工作职责，各操作流程需按照要求做好记录，加强信息化管理，增加PDA应用于PIVAS每一个工作环节责任人的可追溯性。

（二）差错分类

依据差错情况进行具体分类并记录（图3-6-3），每月月底进行公示。

（三）其他

（1）差错事件考核原则上按照图3-6-3执行，具体执行过程可视情节轻重酌情调整。

（2）调配错误导致经济损失的，具体施行过程视情节轻重处罚。

姓名	贴签				复核				配制			成品复核		药品拿错	药品统排	合计
	未混合调配2分	已混合调配可更换4分	已混合调配无法更换6分	出门但未使用10分	未混合调配2分	已混合调配可更换4分	已混合调配无法更换6分	出门但未使用10分	已混合调配可更换10分	已混合调配无法更换20分	出门但未使用30分	未混合调配未出门5分	已混合调配已出门10分	一包2分	每品种5分	

备注：表中分数统计后将折算为系数，纳入当月绩效考核中。

图 3-6-3　差错分类统计

(3)对于避免差错事件隐患产生中表现突出的个人,视挽救后果的严重性给予适当奖金奖励。

二、制订全面的考核方案,增加考核指标

在考核方案的不断改进中,由之前较单一的考核变为更全面系统的考核。

(1)细化考核指标,并明确各项指标分数,对重点岗位加强工作量统计分析。

(2)加强差错的记录和统计,考核中按照科室内差错、科室外差错及差错的严重程度扣分。

(3)划分并明确责任区,安排专人每月对责任区内工作的完成情况进行检查并打分。

(4)公开绩效发放信息,各人签字确认。

（郑　素）

第四节　运用 PDCA 循环优化 PIVAS 绩效考核管理

PDCA 循环是一套科学的管理方法,为更合理地进行绩效考核,将其应用于 PIVAS 绩效管理之中,形成全新的绩效管理模式。PIVAS 根据本科室的特色,采用 360 度考核法,制订了一套比较全面的综合绩效考核体系,以实现信息化管理的目标,实行动态管理,从医德医风、工作纪律、责任区完成情况、工作量完成情况、差错事故情况五个大的方面制订考核方案,确定各项指标的分值,通过查看每月记录、调阅 HIS 系统数据、现场检查等方式对工作人员的工作进行综合评估,并将结果纳入绩效分配管理中。通过统计本月差错,初始 100 分扣除差错分值得到的结果为核算结果。当考核得分≥100 分时,按照核算结果全额发放绩效工资;当考核得分<100 分时,则按照核算结果×考核得分/100 发放绩效工资。合理的绩效考核管理,起到了奖勤罚懒,优绩优酬,调动工作积极性,培养团队意识,促进科室发展的目的。根据药师和护理人员工作性质的不同,分别制订了不同的考核方案。质量考核记录见图 3-6-4。

静配中心综合质量管理方案、质量考核记录表									
								年　　月	
姓名	工作制度或职责执行情况 10分	医德医风政治思想工作 20分	工作任务 25分	工作质量 30分	缺点差错、事故纠纷 10分	其他 5分	实得分 100分	扣分原因	扣奖金额

图 3-6-4　质量考核记录

组织小组及科室会议,开展头脑风暴,回顾我院 PIVAS 绩效考核管理过程中的优点和不足之处,对需要改进的环节提出可行的改进措施。不足之处包括:人员方面主要存在被考核者参与感不足,对绩效考核管理的理念不认同,缺乏必要的沟通交流的问题。考核者在考核管理中缺乏专业性的培训和经验,存在一定的考核误差,存在主观性影响考核分数的情况。考核体系的建立方面存在考核方案单一,考核方法较为传统的问题。考核指标模糊,不能准确量化评分,不能真正实施考核管理,二次分配回归平均。考核环境分析方面存在员工的工作量大、强度高、工资待遇不高的实际问题。考核方案的制订缺乏员工参与,不能切合实际工作。考核指标设定模糊,不能准确量化,难以作为评分依据。考核方案内容过于简单,不能全面评价员工的工作情况。绩效考核的实施过程中存在员工的工作能力参差不齐,工作态度不一致的情况。

整理与汇总 PIVAS 现有的与绩效考核管理相关的文件、表格及绩效发放记录等资料,查找需要补充的资料和相关文件。考核者通过查阅资料,学习先进的绩效考核管理方案,在以前的基础上,从医德医风、工作纪律、责任区完成情况、工作量完成情况、差错事故情况五个大的方面制订考核方案,确定各项指标的分值,制作考核表及相关的考核记录表。集体开会讨论、修改并决定考核方案。在绩效发放过程中执行制订的考核方案,加强对考核的各项指标记录的收集和管理,每月计算每位员工的考核成绩。在执行过程中及时查找分析绩效考核管理过程中的不足之处及可行之处,对可提高 PIVAS 工作效率的措施加以巩固,对考核管理过程存在的问题,通过集体讨论的方式加以改正,并分析各考核指标的变化。听取全体员工的意见,分析实际考核过程中的优势和劣势,运用 PDCA 管理办法持续改进绩效考核管理。

实行 PDCA 循环后,PIVAS 绩效考核项目以及可量化考核项目数量增加,考核人员覆盖面增大,这在一定程度上对绩效考核的程度与深度进行了扩展。考核指标和内容更加细化也更加科学,有效地调动了工作人员的积极性,避免了工作懈怠不认真的情况。具体结果指标数值如表 3-6-2 所示。

表 3-6-2　PDCA 循环前后 PIVAS 绩效考核指标对比

考核指标	改进前	改进后
考核项目数	6	10

续表

考核指标	改进前	改进后
绩效考核评分标准程度	40%	67.7%
考核可量化项目数	1	5
考核标准量化程度	16.7%	50%
考核人员覆盖程度	32.5%	100%

（徐凤琴）

第四篇　PIVAS其他相关内容

第一章　职业防护管理

相对于传统的病区混合调配模式,PIVAS 虽然在很大程度上降低了医务人员的职业暴露风险,但由于 PIVAS 日常工作量大、工作流程复杂,在这一系列过程中,不可避免会接触到诸多危险因素,直接影响 PIVAS 工作人员的身心健康,同时也对 PIVAS 工作人员的岗位安全管理提出了更高的标准和要求,因此,如何提高 PIVAS 工作人员的职业防护意识以及如何做好职业防护工作已经成为 PIVAS 不容忽视的问题。

第一节　PIVAS 常见的职业危害

结合我院 PIVAS 实际工作流程,我们将职业防护主要分为两大方面,即物理损伤和化学损伤。物理损伤主要包括利器损伤、噪声和臭氧伤害,例如注射器针头刺伤、安瓿玻璃碎屑划伤、臭氧的伤害等,化学损伤主要包括危害药品、抗菌药物以及消毒灭菌剂的伤害等。

一、物理损伤

(一)利器损伤

随着我院 PIVAS 输液调配量的不断增长,利器损伤已经成为 PIVAS 工作中最常见的伤害,例如,混合调配过程中被注射器针头刺伤或安瓿划伤,清洁卫生和拆包药品时被意外破裂的玻璃碎片扎伤,以及毁形注射器过程中被针头刺伤等,都会对工作人员的健康造成一定的影响。

(二)噪声和臭氧伤害

PIVAS 工作环境特殊,不同于门急诊药房,除了基本的药架、冰箱等设施外,还需在调配间安装空调净化系统、生物安全柜、振荡器等多种仪器,尤其是调配过程中风机和振荡器工作时会产生大量噪声,噪声可达 100 dB。长期在超标的噪声环境下工作,工作人员的心理和生理均会产生各种应激反应,导致听力受损、容易疲劳、工作效率下降以及各项身体功能的紊乱。

除了噪声伤害以外,臭氧机消毒产生的臭氧会损伤呼吸道,当人体吸入高浓度臭氧时可引发胸闷以及水肿等一系列不良反应。

二、化学损伤

(一)危害药品的伤害

危害药品是能产生职业暴露危险或者危害的药品,即具有遗传性毒性、致癌性、致畸性或者对生育有损害作用以及在低剂量下可产生严重的器官或其他方面毒性的药品。危害药品常用于各种恶性肿瘤的治疗,在杀伤肿瘤细胞的同时也会对机体正常细胞造成不利影响,这也是患者在化疗过程中常出现脱发以及各器官功能衰竭的原因。

在药品拆零和摆药过程中可能出现危害药品的破损,此时药物会通过皮肤、呼吸道黏膜进入体内,对身体造成伤害。在调配过程中,虽然有生物安全柜作为保护屏障,但难免也会出现肉眼无法观察到的危害药品溢出的情况,这些溢出的药物会形成含有大量毒性微粒的气溶胶或者气雾,被工作人员吸入体内。当危害药品代谢产物长期在体内蓄积,则会影响工作人员的生殖系统、泌尿系统以及肝脏系统,造成各项生理功能的紊乱,严重者还会引发致癌、致畸、致突变等一系列不良后果。PIVAS 的建立旨在将危害药品的调配过程进一步规范化,尽量减少对医护人员的伤害,但并不能完全避免。

(二)抗菌药物的伤害

在混合调配过程中,会产生肉眼无法识别的药物气溶胶,当这类气溶胶与人体皮肤黏膜接触后,机体出现过敏反应的概率大大增加,更有甚者会产生耐药菌,从而对人体产生危害。

(三)消毒灭菌剂的伤害

PIVAS 最常见的消毒灭菌剂是 75％乙醇消毒液,消毒灭菌剂贯穿了调配过程的始终。75％乙醇消毒液最大的特点就是易燃、易挥发,是 PIVAS 的潜在危险因素。调配间是一个相对密闭的环境,75％乙醇消毒液挥发后存于调配间内,工作人员长期接触 75％乙醇消毒液会影响神经系统。

三、引发相关职业病

PIVAS 特有的工作模式是上班时间早、工作节奏快、劳动强度大,目前我院 PIVAS 日均调配量已达数千袋,在如此高强度的工作模式下,为了保证静脉输液的质量和安全,工作人员经常处于神经高度紧张的状态,不利于身心健康。此外,高强度的调配工作使得工作人员长期保持固定的姿势重复操作,长此以往容易引起颈椎病、腱鞘炎以及静脉曲张等职业病。

(刘　晶)

第二节　PIVAS 职业危害的防护措施

针对上述的职业危害,PIVAS 成立了职业防护小组,应用 PDCA 循环方法来提高PIVAS 工作人员的职业防护,通过培训考核将这一抽象问题转化为可量化的指标,在充分分析了我院 PIVAS 现有的工作模式的基础上,对职业危害的各个环节进行改进。

一、加强职业安全教育，提高防护意识

PIVAS主任始终将职业安全教育作为PIVAS管理的重中之重，定期组织我院PIVAS药师和护士学习职业防护相关知识和进行安全教育培训，并定期进行考核(图4-1-1)，使工作人员充分认识到职业防护的重要意义，严格按照各项规章制度进行操作，尽量规避各种职业危害。

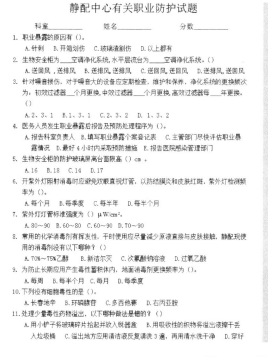

图 4-1-1 职业防护考核

二、危害药品的职业防护

(一)危害药品混合调配防护用品材料选择

对于危害药品职业防护，戴手套是防护的关键环节。而对于手套材料类型，推荐天然乳胶手套与丁腈手套。对于手套的应用不应局限于药品混合调配过程，研究表明在多种危害药品的瓶身和外包装都能检测到不同程度的药物污染，因此在危害药品入库摆放直至调配完毕各环节都提倡戴手套。危害药品在15～60 min手套渗透率平均增加了5倍，25 min时有1%的多西他赛能穿透第2层乳胶手套，并且脂溶性药物对手套的穿透性能远大于水溶性药物，推荐危害药品混合调配时应在连续工作30 min后更换一次手套，脸部防护用品主要包括一次性普通口罩、医用外科口罩、N95口罩、护目镜等，2层口罩的药物检出率要低于1层口罩，N95口罩的药物检出率要低于一次性普通口罩。从职业防护的安全性考虑，危害药品混合调配时应佩带N95口罩。

(二)持续性安全防护技术改进

规范化的混合调配操作不仅直接影响成品输液的质量，同时也关系到工作人员的职业

防护。因此,我们定期对工作人员混合调配操作进行培训考核,从进入调配间穿戴防护服到完成混合调配工作,每一项操作步骤都严格考核,要求人人考核合格(图 4-1-2)。为防止药液瓶破损或喷溅,操作时应认真细致以避免锐器损伤,尤其是危害药品的调配环节更应注意键。只有严格按照危害药品调配规范穿戴防护用品后才可进行调配。

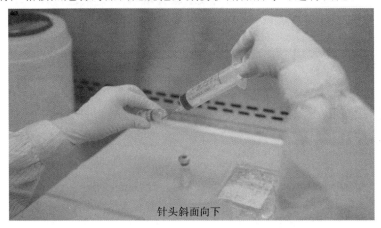

针头斜面向下

图 4-1-2　危害药品调配规范化操作

同时,我们配备了危害药品调配间专用鞋(图 4-1-3),胶手套由原来有粉的易破的换成现在无粉的不易破的,此外,我们还根据 PIVAS 危害药品用药情况制订了危害药品调配注意事项一览表。

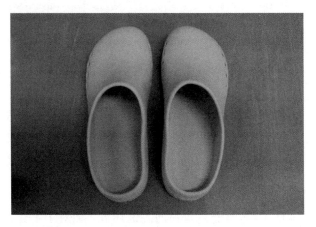

图 4-1-3　危害药品调配间专用鞋

三、破损、漏液、溢出登记

在危害药品的调配过程中,如果操作不当就有可能发生危害药品溢出的情形,一旦发生应严格按照应急预案中的流程进行操作(图 4-1-4),将危害药品对人体可能造成的危害降至最低,具体应急操作详见第四篇第三章第一节。此外,危害药品破损、漏液以及溢出等情况都要及时登记(图 4-1-5),并做好处理工作。定期对上述情况进行汇总分析,避免同样的错误再次发生。

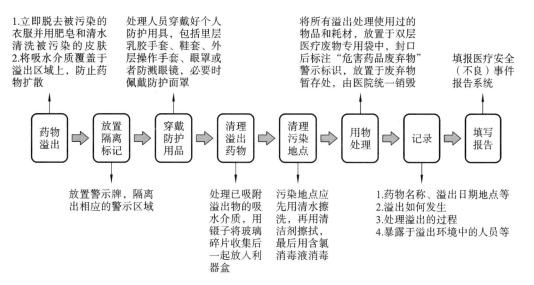

图 4-1-4　危害药品溢出处理流程

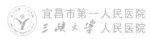

宜昌市第一人民医院
三峡大学人民医院

静配中心危害药品溢出登记

溢出事件日期：　　年　　月　　日				
溢出药品信息	药品名称	规格	数量	剂型
溢出事件记录				
溢出事件处理记录				
操作人：		处理人：		

图 4-1-5　危害药品溢出登记

四、特殊人群的岗位设置与职业防护

(一)特殊人群范围

特殊人群指的是处于备孕期、妊娠期、哺乳期以及其他情况下的职工。

(二)特殊人群职业防护要点

(1)加强特殊人群的职业防护:摆药、核对环节佩戴一次性橡胶手套、一次性医用口罩。

报道指出含乙醇制剂可能会干扰妊娠期工作人员的胎盘血液循环,从而对胎儿的生长发育产生一系列影响,因此很有必要对消毒灭菌剂加强认识和防护,规范消毒灭菌剂的配制浓度及消毒方法。由于调配间内需要频繁使用消毒灭菌剂,建议妊娠期工作人员进入调配间时避开混合调配前后使用消毒灭菌剂、紫外灯大范围清洁消毒的高峰,可以晚几分钟再进调配间;混合调配过程中也应重视操作技巧,采取负压平顺抽吸操作,避免引起喷溅;调配使用后的注射器或空安瓿等医疗废物,可密封包装以减少暴露污染空气等。

（2）危害药品对人体具有致突变、致畸、致癌等危害,不得安排妊娠期工作人员参与危害药品混合调配工作。

五、定期进行设备的维护和保养

为了减少 PIVAS 设备引起的噪声危害,我们定期对 PIVAS 净化系统及其核心设备进行专业维护、保养和检修,保证机器正常运转,尽可能降低噪声影响,使工作人员有一个相对舒适的工作环境。此外,我们指派专人对紫外灯进行定期检修并登记(图 4-1-6)。

宜昌市第一人民医院 三峡大学人民医院
静配中心紫外灯检测记录表

紫外灯		开启日期	累计时长	记录日期	记录人	是否更换	更换日期	更换理由	更换人
抗生素	1								
	2								
	3								
	4								
	5								
	6								
	7								
	8								
	推车窗1								
	推车窗2								
	传递窗1								
	传递窗2								
	传递窗3								
	传递窗4								
	污物口								
危害药品	9								
	10								
	传递窗1								
	传递窗2								
	污物口								
普通药品	1								
	2								
	3								
	4								

宜昌市第一人民医院 三峡大学人民医院

紫外灯	开启日期	累计时长	记录日期	记录人	是否更换	更换日期	更换理由	更换人
5								
6								
7								
8								
9								
10								
11								
12								
13								
14								
15								
16								
17								
推车窗1								
推车窗2								
传递窗1								
传递窗2								
传递窗3								
传递窗4								
传递窗5								
传递窗6								
污物口								
暂存间								

备注:静配中心紫外灯每日固定使用时间为早6:00至早7:00,紫外灯管使用寿命为600 h。紫外灯数字序号对应工作台的台号。

图 4-1-6 紫外灯检修登记表

在进行紫外线强度检测时应穿好防护服,并戴好防护镜。为了防止皮肤红斑和结膜炎的发生,工作人员在开启紫外灯时要尽量避免双眼直视紫外灯灯管,同时不让紫外线光源直射人体。紫外灯检修具体操作见图 4-1-7。

六、加强自我防护与保健,预防职业病

PIVAS 特有的工作模式使得工作人员容易出现颈椎病、腱鞘炎以及静脉曲张等职业病,长期置身于这种压力环境中对身体具有极大的伤害。因此,工作人员要积极关注和爱

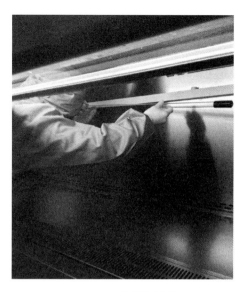

图 4-1-7　紫外灯检修

护自身健康,每年定期体检,及时了解自身健康状况,合理安排作息时间,通过工间操等方式加强身体锻炼,同时注意合理膳食,适当增加高蛋白、高维生素饮食,增强机体免疫力。同时,工作人员要注意自我调节,保持乐观开朗的心态,培养自己的兴趣爱好,工作之余学会释放压力。科室内部定期组织集体活动,培养员工的团结协作能力,营造良好的环境氛围和和谐的人际关系,也有利于各项工作的开展。

最后,职业防护是各行各业必须关注的重要话题,而 PIVAS 的工作人员每天都要接触不同种类的药物,不可避免会受到有害物质的影响,长此以往对身体是极大的伤害,因而职业防护越来越引起人们的关注与重视。有些危险事件是可以避免的,因而我们应从多方面入手,健全 PIVAS 的职业防护体系和相关制度,从根本上重视职业防护工作,加强职业防护教育和宣传,落实各项防护措施,将职业危害降到最低,切实维护自身的健康。

(宋学懂　徐莲)

第二章 消 防 安 全

第一节 相 关 法 规

党的十八大以来,党中央、国务院对进一步加强安全生产工作作出了一系列重要决策部署,提出了新的更高的要求。医疗机构是广大人民群众看病就医的公共场所,服务对象特殊,人员密集且流动量大,大型仪器设备、危险化学品和可燃物多,医疗机构的消防安全事关广大患者和医务人员的福祉,事关社会和谐稳定,事关卫生健康事业改革发展,其重要性不言而喻。

为进一步规范医疗机构的消防安全管理,国家卫生健康委员会于 2019 年发布了卫生行业标准《医疗机构消防安全管理》(WS 308—2019)。

该标准适用于各类医疗机构及其所在建筑的消防安全管理。标准结合《中华人民共和国消防法》《机关、团体、企业、事业单位消防安全管理规定》(公安部令第 61 号)以及《医疗机构消防安全管理九项规定》等法律法规,进一步详细规定了医疗机构的消防安全基本要求,包括一般规定、消防安全责任、消防组织、消防安全制度、日常巡查和检查、火灾危险源管理、灭火和应急疏散预案、消防安全教育培训,以及特殊场所消防安全要求等。

该标准内容既是消防法律法规的进一步细化补充,也是结合医疗机构特点对实践经验的归纳总结。医疗机构通过采用本标准,规范自身消防安全管理行为,建立消防安全自查、火灾隐患自除、消防责任自负的自我管理与约束机制,达到防止火灾发生、减少火灾危害、保障人身和财产安全的目标。

我院 PIVAS 消防管理工作均参照以上管理规定及我院保卫科相关制度执行。

(张西南)

第二节 安 全 资 料

PIVAS 建档记录消防安全管理,作为一大类存放于作业指导书中。PIVAS 目前配备的消防设备包括:消防栓、干粉灭火器、二氧化碳灭火器、手动报警装置等(图 4-2-1)。

一、目录

我们按照以下顺序建立了消防资料台账。科室消防安全资料目录见图 4-2-2。

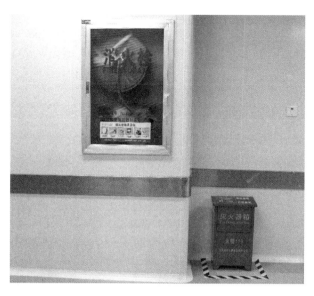

图 4-2-1　PIVAS 消火栓与灭火器

科室消防安全资料目录

第一项　　消防安全管理组织成员确立书
第二项　　危险化学品管理人员确立书
第三项　　科室消防应急预案
第四项　　科室内消防应急演练实施方案
第五项　　科室消防应急演练签到表
第六项　　科室消防演练记录及评估
第七项　　科室消防安全培训签到表
第八项　　科室消防安全培训图文资料
第九项　　培训效果评价分析
第十项　　科室危险化学品明细表
第十一项　注意事项及说明
第十二项　科室消防自卫编组
第十三项　消防检查记录表

图 4-2-2　科室消防安全资料目录

二、消防安全及危险化学品管理

PIVAS分别建立消防安全管理组织成员确立书及危险化学品管理人员确立书,明确责任到人。

PIVAS使用危险化学品柜存放危险化学品,入库领用随时做好登记,做到账物相符(图4-2-3)。

PIVAS危险化学品明细见表 4-2-1。

表 4-2-1　PIVAS 危险化学品明细

序号	品名	规格	储存条件	安全注意事项	灭火方法
1	次氯酸钠溶液	468 mL	避光、阴凉、通风	腐蚀性	雾状水、二氧化碳、砂土
2	75％乙醇	500 mL	避光、阴凉、通风	远离火种、热源	雾状水、二氧化碳、干粉

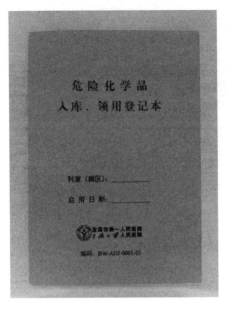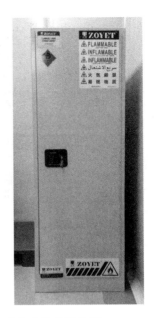

图 4-2-3　危险化学品入库、领用登记本和危险化学品柜

（张西南）

第三节　应急预案

我院 PIVAS 在"药学部火灾隐患及预防、灭火措施和自救逃生应急预案"的框架下细分了"药学部静脉用药调配中心消防应急预案"并编码。然后在保卫科的协助下，编写了详细的"PIVAS 消防应急预案"，内容如下。

一、本预案适用范围

PIVAS。

二、消防应急组织结构

（一）科室应急指挥小组

发生火灾时，PIVAS 主任为应急指挥负责人，由科室级别最高药师担任现场指挥，及时组织在场工作人员开展灭火自救和人员疏散，确保生命和财产安全。

（二）科室火灾应急分工

分为 4 组：①报警组；②救援组；③限制组；④疏散组。应根据科室每班次上班人员进行分工，各组别落实到班型，做到分工明确，各负其责，协同配合。

三、发生火灾时的处置程序

(一)火灾应急处置程序

(1)报警组:利用就近电话或手动报警按钮,迅速向医院报火警;报警时讲清楼层或部门、起火部位、火势大小、燃烧物质和报警人姓名。经判断火势较大无法控制时,报火警"119"。

(2)救援组:①初期火灾,就近取灭火器灭火;②火势过猛时,尽快撤离;在确保自身安全的情况下,帮助受困人员离开火灾现场。

(3)限制组:关上着火房间的门窗,关闭防火门,防止火势蔓延。

(4)疏散组:①做好解释沟通,有序组织着火区域人员撤离;②对于不能行走的人员,采用抬、背、抱等方式转移;③疏散时用湿毛巾捂住口鼻,按墙边疏散指示标志的方向逃生;④保安消防队到场后,科室将灭火工作移交,全力组织人员疏散;⑤严禁使用电梯。

(二)人员疏散程序

1.疏散次序

(1)若为其他楼层起火,则根据距前后大门的远近分前后两路,由前后大门分别通过安全通道疏散至安全区域。

(2)若为本楼层起火,则根据距火源的远近分前后两路,由前后大门分别通过安全通道疏散至安全区域。

2.疏散注意事项

(1)明确安全区域。发生火灾时,报警组首先明确火灾是否发生于本楼层或本楼层的上下,前后大门及安全通道是否安全,并打开应急灯、指示灯以便在浓烟中寻找路径。

(2)明确责任人。疏散组分工协作,保持联系畅通,组织大家按既定路线有秩序地分别从前后门疏散至安全区域,救援组在保证自身安全的情况下尽力帮助受困人员。

(3)组长及副组长及时获取信息,必要时组织变更修正疏散路线,避免人员拥堵所造成的不良后果。

(4)疏散组在疏散完成后统计人员数量,稳定人员情绪。

(三)夜间及节假日火灾应急处置程序

(1)发生火灾时,现场值班人员及时拨打医院报警电话或总值班电话,同时向科室负责人报告。

(2)按应急分组进行处置,扑灭初期火灾,关闭门窗防止火势蔓延,安抚受困人员,必要时组织人员疏散。

(3)保安、消防队到达后,科室人员将灭火工作移交,全力组织人员、物资及设备的疏散和转移,直至火势结束。

四、火灾应急结束

(1)应保护火灾现场。

(2)未经保卫科或公安消防机构允许,任何人不得擅自移动火场中的物品,不得擅自清理火灾现场。

（3）进行火灾事故调查。

五、火灾应急处理流程图

火灾应急处理流程见图 4-2-4。

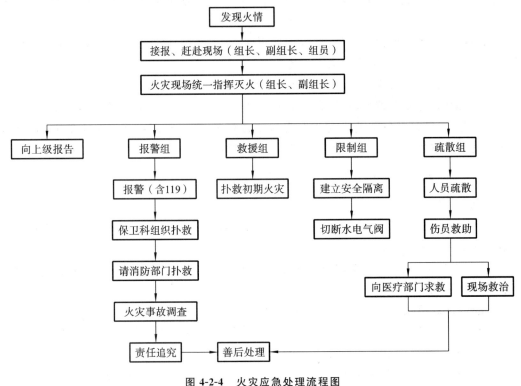

图 4-2-4　火灾应急处理流程图

（张西南　计爽　王晶金）

第四节　消防日常管理培训与演习

PIVAS 平均每半年进行一次消防知识培训及演习。科室消防应急演练实施方案是在应急预案的基础上落实预计演习当天对应班型及参与人员，设计具体着火部位、着火情形。参加多次演练之后，工作人员便能熟练做好疏散撤离工作。

在新 PIVAS 建成之初，尚未投入使用之际，保卫科对全体工作人员进行了完整细致的消防培训及演练。培训详细介绍了新 PIVAS 的整体布局、消防设备分布等相关知识（图 4-2-5）。

保卫科下发了消防安全自查情况记录表，由于检查位置很多，为了便于管理检查，PIVAS 主任联系信息科制作了检查打卡系统。每天当班人员到每一个检查点扫码打卡，同时进行该处的消防检查，可以随时在 PDA 打卡系统查询是否全部完成，以免漏掉个别消防检查点。

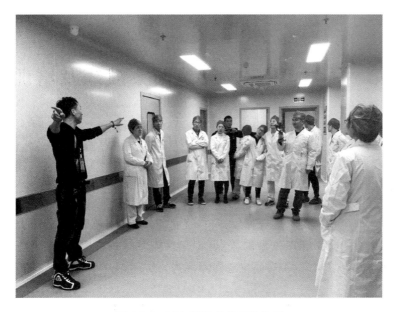

图 4-2-5 迁入新址前的消防培训

（张西南）

第三章　PIVAS 应急预案演练及培训

PIVAS 要实现应急管理的现代化,应积极制订科学合理的应急预案,建立切实可行的 PIVAS 应急管理制度,方可有效应对各种突发事件,并在实践中不断检验和完善,以提升应急管理能力。首先,对突发事件进行深入的分析,根据相关结果,对应急预案进行修订,增强应急预案对突发事件的适应性,为工作人员有条不紊地开展应急处置工作提供依据。其次,对 PIVAS 应急指挥系统进行有效评价,促进 PIVAS 应急管理工作的持续改进和不断完善。构建完善的应急管理体系的重点:①完善应急管理机制;②加强应急队伍建设;③制订科学合理的应急预案;④提高应急保障能力。

第一节　应急预案

一、药学部静脉用药调配中心泛水应急预案

(1)首先立即关掉水源,将药品或物品搬离水源处,检查药品、物品有无浸泡,被污染药品、物品不可再用,按处置流程登记报损。

(2)查找泛水原因,如能自行解决应立即采取措施;不能自行解决者,立即与管道维修组联系。

(3)做好警示,避免涉足泛水区或潮湿处,防止滑倒。

(4)及时清理、消毒被水浸泡的污染区域。

(5)及时通知全体工作人员,查找隐患及时处理,防患于未然。

二、药学部静脉用药调配中心锐器刺伤应急预案

(1)使伤口向下倾斜,轻轻挤压伤口旁端,尽可能挤出损伤处的血液。

(2)用洗手液和流动水进行冲洗。

(3)受伤部位的伤口冲洗后,应当用消毒液进行消毒,并包扎伤口。

(4)被暴露的黏膜,反复用生理盐水冲洗干净后到相应科室进一步治疗。

(5)按照医院"医务人员职业暴露流程"上报医院感染管理科和公共卫生科。

三、药学部静脉用药调配中心失窃应急预案

(1)首先保护现场,及时通知保卫科,禁止人员出入。

(2)各工作人员全力配合调查工作,分析原因,查明真相后,及时通报。

(3)特殊药品,如毒麻精、贵重药品应及时清点,以防丢失。若丢失,应逐级汇报,严格

记录。

　　(4)通知后勤人员及时维修破损物品。

　　(5)加强教育及防范,杜绝此类事件再次发生。

四、药学部静脉用药调配中心停水应急预案

　　(1)接到停水通知后,及时通知工作人员,做好停水准备,根据停水时间做好储水工作,将储水容器灌满备用并放于固定位置。

　　(2)通知相关科室,做好协调工作。

　　(3)若突然停水,应及时与管道维修组联系,查明原因,紧急处理,且尽可能储水。

　　(4)停水期间,禁止操作水源开关。

五、药学部静脉用药调配中心停电应急预案

　　(1)突发停电时,应立即关闭各仪器设备的开关,第一时间联系医院电工维修班并通知PIVAS主任,启用电脑UPS备用电源,审核用药医嘱,处理退药,打印标签。联系供电部门马上进行换线处理,通知药学部、护理部及各临床科室,做好临床科室协调工作,待一切恢复正常后再开启电源,检查使用的仪器性能,确保运行正常,层流洁净系统必须运行30 min后方可使用。

　　(2)如双线电源全部断电,马上通知PIVAS主任及药学部主任,待UPS备用电源使用完,启动人工查找退药和提前打包药品模式。联系临床各科室,登记退药信息、查找退药。若故障短时间无法排查,为保障临床用药,将需混合调配药品送至各临床科室,并安排PIVAS专业调配人员随行,于各临床科室专用调配间内混合调配。故障完毕后再进行退药审核。

　　(3)加强巡视,同时做好防火防盗工作。

　　(4)突发事件结束后,PIVAS应对该次突发事件药品供应应急体系的运行情况进行总结评价,发现问题,及时改进,积累宝贵经验,提高应急处理能力及完善应急系统。

六、药学部静脉用药调配中心消防应急预案

　　(1)发生火灾时,应立即切断电源开关、隔离助燃物等易燃易爆物品。

　　(2)立即报警,同时通知PIVAS主任,上报院办和行政值班。

　　(3)就近取用灭火器材,对初期火灾实施灭救。并组织中心内人员有序疏散,同时抢救重要物品。如果通道被火封闭,关闭近火侧门窗,阻隔火势向内蔓延,并向救援者指明方位。稳定被困人员的情绪,积极组织自救和配合营救。

　　(4)情况不严重,火势未蔓延,火灾得到了及时扑灭后,认真检查人员、环境损伤情况并总结,以防后患。

七、药学部静脉用药调配中心意外伤害应急预案

　　当工作人员发生有害性药物意外伤害时,应立即到相关科室进行处理和治疗,同时上报PIVAS主任。如发生特殊感染,由PIVAS主任通知医院感染管理科,进行紧急处理。应急处理办法:如药液溅入眼内或皮肤上,立即用生理盐水冲洗,受伤害人员应得到相应的

休息和治疗,同时上报并立即调查原因,防止再次发生。

八、药学部静脉用药调配中心危害药品溢出应急预案

在危害药品混合调配过程中,所有物品均应小心轻放,有序处理,避免溅洒或溢出的发生。必须做好防范和应急准备,当发生危害药品溢出时要及时处理。

(一)溢出箱准备

防护服、N95 口罩、护目镜、一次性帽子、一次性乳胶手套、胶鞋或鞋套、橡胶手套、利器盒、一次性镊子或铲子、含氯消毒液、清水、吸水介质、医疗废物专用袋、警示标识标签、警示牌、75%乙醇、创可贴、一次性封条扎带等。

(二)危害药品溢出处理流程

(1)将吸水介质覆盖于溢出区域上,防止药物扩散。

(2)放置警示牌,隔离出相应的警示区域。

(3)戴一次性帽子,穿防护服,戴 N95 口罩、护目镜,穿胶鞋或鞋套,戴双层一次性乳胶手套等个人防护用品。

(4)处理已吸附溢出物的吸水介质,用镊子将玻璃碎片收集后放入利器盒中。

(5)根据被污染区域和溢出量情况,应先用清水擦洗,再用清洁剂擦拭,最后用含氯消毒液消毒;如果为吸附性较强的危害药品,应选用适宜的溶剂再次擦拭消毒处理。

(6)将所有溢出处理使用过的物品和耗材,放置于双层医疗废物包装袋中,封口后标注"危害药品废物"警示标识,放置于废物暂存处,由医院统一销毁。

(三)溢出处理分类要求

(1)在生物安全柜内溢出时,应立即停止调配工作,生物安全柜风机保持开启状态。按照溢出处理流程操作;若需清理回风槽,则需关闭生物安全柜风机,擦拭完毕后再开风机。

(2)溢出面积较小时,参照溢出处理流程操作;保持调配间风机和生物安全柜风机开启。

(3)发生大面积或大范围溢出时,应立即告知 PIVAS 主任决定是否需要紧急撤离;如无须紧急撤离,按溢出处理流程进行清洁消毒;如需紧急撤离,除处置人员外,其他人员全部撤出。洁净间的风机和生物安全柜风机保持开启,清洁消毒完毕后,半小时内不能再次使用。

(4)非洁净间溢出处理流程参照危害药品溢出处理流程。

(四)记录与总结改进

溢出事件结束后,PIVAS 应对溢出事件细节进行详细记录并上报医院不良事件报告系统。同时对本次溢出事件应急体系的运行情况进行总结评价,发现问题,及时改进,积累宝贵经验,提高应急处理能力及完善应急预案。

九、药学部静脉用药调配中心重大突发事件应急预案

当发生突发公共卫生事件(自然灾害、事故灾难、公共卫生、社会安全事件等)时,医院成立突发公共卫生事件药品供应及药事管理小组,负责突发事件过程中的药品采购、保管、供应、药学服务等工作。PIVAS 服从医院突发公共卫生事件应急组织的统一领导,PIVAS

值班人员应立即报告 PIVAS 主任,立即增派人员并通知当日休息人员随时待命,必须保证 24 h 通信畅通,必要时立即到位。各岗位人员应及时了解突发公共卫生事件的性质和防治用药信息,根据需要指派药师为临床提供用药指导,并最大可能地为临床科室分担工作和提供支援。

十、药学部静脉用药调配中心药品混合调配差错管理应急预案

工作人员要严格遵守《中华人民共和国药品管理法》的规定,认真执行有关规章和制度,实行岗位责任制,药品混合调配时应严格执行四查十对。

如发现药品调配差错,按以下程序报告和处理。

(1)调配差错发生后必须立即向 PIVAS 主任报告。科室现场负责人应调查差错发生经过及原因,分析可能出现的后果。

(2)立即同病区护士取得联系,根据差错后果的严重程度,分别采取相应的救助措施,到病房更换、致歉、随访,取得谅解。

(3)应进行彻底调查,并向 PIVAS 主任提交一份"药品混合调配差错报告",该报告应包括以下内容:

①差错的事实。

②PIVAS 是如何发现该差错的。

③确认差错发生的过程细节。

④经调查确认导致差错发生的原因。

⑤事后对患者的处理。

⑥对杜绝再次发生该类差错的建议。

⑦该医嘱标签备份件。

⑧上报不良事件。

(4)改进措施如下。

①PIVAS 主任应修订工作流程,以防止或减少类似差错的发生。

②PIVAS 主任应将所发生的重要差错向医疗机构管理部门报告,由医疗机构管理部门协调相关科室,共同杜绝重复差错的发生。

③当事人应当端正态度、接受教训,以利改进。

十一、药学部静脉用药调配中心输液反应应急预案

输液反应是指输液过程中发生的对患者有害的相关反应。包括热原反应、静脉炎、菌血症、空气栓塞、心力衰竭、肺水肿等。

(1)患者发生输液反应时,应立即撤除所输液体,重新更换液体和输液器。

(2)对于病情紧急的患者,应准备好抢救的药品及物品,同时报告医师,并遵医嘱给药。

(3)情况严重者应就地抢救,必要时进行心肺复苏。

(4)建立护理记录,记录患者生命体征、一般情况和抢救过程。

(5)发生输液反应时,应及时报告医院感染管理科、医务科和药学部,并按要求填写输液反应报告卡,上报医务科。

(6)保留液体、输液器并进行封存。

（7）患者家属有异议时，立即按有关程序对输液器进行封存。

（8）PIVAS接收临床科室输液反应反馈时，应立即上报 PIVAS 主任及部门负责人。

（9）分析输液反应发生原因，及时填写不良事件报告。如为药物原因所致输液反应，应同时通过医院内网填写"药品不良事件报告表"，上报药品不良反应监测小组；如怀疑为输液质量问题，应立即通过医院内网填写"药品质量问题报告表"，上报药学部药品质量监督管理小组。

（10）对于发生输液反应的同批次输液及时进行处理：对因操作不当引起的，提醒临床科室重视，并提出相应的整改措施；对因药品质量原因引起的，需迅速开展临床调查，必要时可采取暂停药品使用的紧急措施。

十二、药学部静脉用药调配中心信息系统故障应急预案

（1）信息系统发生故障时，应立即通知中心负责人及医院计算机中心电话，非正常上班时间联系医院总值班。同时通报药学部、护理部及临床各科室，做好与临床科室的解释与协调工作。待系统恢复后正常工作，正确且完整地采集信息数据，保证相关工作顺利进行。

（2）如为全院大面积信息系统崩溃，短时间（超过 4 h）无法解决故障的，为保障临床科室用药，可依据前一工作日医嘱打印标签，但需与临床科室进行信息核对，改动医嘱、退药、提前打包信息采用手工抄写（一式两份、双人核对），系统恢复后补登账。

（3）如为信息系统全线崩溃，短时间（超过 4 h）无法解决故障且以往信息丢失的，PIVAS 应及时联系临床各科室，护士将医师开立的手工医嘱汇总成药品汇总请领单，至PIVAS 领药（一式两份，临床科室与 PIVAS 各一份），PIVAS 人员、临床科室护士在药品汇总请领单上签字，领药。系统恢复后，护士应及时在系统补录用药医嘱和退药信息，由PIVAS 确认，换回手工单据。

（4）突发事件结束后，科室应对该突发事件药品供应应急体系的运行情况进行总结评价，发现问题，及时改进，积累宝贵经验，提高应急处理能力及完善应急系统。

十三、药学部静脉用药调配中心冷藏药品冰箱（柜）故障应急预案

冷藏药品冰箱（柜）发生故障时，为最大限度避免冷藏药品因温度改变而引起的变质，特制订冷藏药品冰箱（柜）故障应急预案。

（1）冷藏药品冰箱（柜）配备温湿度监控报警装置，安排专人定时观察冰箱（柜）温度，及时发现设备故障。

（2）配备足够使用的冷藏药品冰箱（柜）。当某台冷藏药品冰箱（柜）发生故障时立即将其中的药品转移到其他正常使用的冷藏药品冰箱（柜）内，并做好临时标识。

（3）冷藏药品冰箱（柜）供电采用双电源，当其中一路电源发生用电故障时立即换备用电源。

（4）短时间内不能供电时，放入适量冰排以保证冰箱（柜）有效保存温度在 2～8 ℃。

（5）若确认短时间（4 h）无法恢复供电或设备无法修复时，PIVAS 主任应及时报告药学部主任事故发生的时间及主要情况，组织将冷藏药品转出。

可用冷藏周转箱将药品转入药学部冷库暂存，必要时向签约的医药公司借用冷藏车，当冷藏车内温度降到 2～8 ℃时，将药品从冷库转移到冷藏车内暂时储存。

（6）当冷藏药品冰箱（柜）、冷库恢复正常工作后，应及时将暂存的药品转回，整个过程密切关注温度变化并做好记录。

（7）故障处理工作结束后，对事件的起因进行调查分析，并采取有效的防范措施以预防类似事件的发生。

（李盛飞　周丽　孙志滢　林莉）

第二节　应急演练

应急演练是指各级人民政府及其部门、企事业单位、社会团体等组织相关单位及人员，依据有关应急预案，模拟应对突发事件的活动。PIVAS的工作中难免会出现应急情况，如停电、冷藏药品冰箱（柜）故障、信息系统故障等，开展应急演练，使全体工作人员在遇到紧急状况时能妥善处理就显得十分重要。在突发状况下仍能保障临床用药的安全性和时效性，就需要考验PIVAS的应急能力，而PIVAS工作人员的应急反应速度，与平时的演练工作分不开。开展应急演练，从另一个方面来说也是一种对员工应急能力的培训。

我院PIVAS通过开展一系列应急演练，增强了PIVAS工作人员的责任意识，提高了面对突发事件的反应能力，为今后应对突发事件提供了宝贵经验；同时，也检验了应急预案的实用性，促进了相关制度和应急预案的不断完善。我院PIVAS还将整个应急演练过程录制成视频，作为珍贵资料供学习交流。

为保证应急演练的演练效果及达到预期的目标，往往需要开展很多工作，这里就将我院开展应急演练的相关经验与大家分享。

一、应急演练准备

应急演练的准备阶段是最重要的，一项演练是否成功很大程度上取决于是否准备充分。因而应急演练时，首先应该组织成立演练策划小组，围绕如何实现演练目标制订具体实施细则，包括演练类型、演练地点、演练人员及职责、演练所需物品、演练情景和具体操作流程，最终形成一套完整可操作的演练方案。演练方案应尽可能详细，考虑到演练过程中有可能发生的任何情况，并使其像操作规程一样具有可重复性，不同人员均能重复这一演练过程。有了一套完整的演练方案，接下来就需要组织演练参与人员开展会议，使每位参与人员了解自己的职责和任务，并按照演练方案进行相应准备工作。

二、应急演练实施

应急演练一次并不会达到很好的效果，通常需要多次演练才能达到较好的效果。因而在应急演练最初阶段无须将目标定得过高，在让参与人员熟悉和了解演练流程的情况下，不断提高目标，将每一次的演练作为下一次演练的经验和积累。应急演练从本质上来讲，就是通过实践来达到培训目的的一种培训方式，重在"练"而不是"演"，在一次次的演练过程中，能够不断增加员工对应急过程的反应性和操作规范性，从而达到在遇到突发情况时能够从容有序处理的目的。

三、应急演练评价

应急演练评价的主要内容包括对应急演练整个过程进行记录、对比演练过程是否与演练目标相一致,并提出演练不足及改进建议。每一次的演练都是希望通过演练过程对下一次演练积累经验和做出改进,因而对每一次演练进行相应的评价就显得尤为重要。应急演练评价不仅仅是口头上的,也要落实到记录,更要落实到下一次演练,这样才能达到进行应急演练评价的目的,也能让工作人员对突发事件的处理方案与步骤有更深入的理解。

四、应急演练总结

应急演练总结也是应急演练中很重要的内容,应急演练总结应全面总结应急演练全过程的优点和不足。应急演练总结过程同样是对应急预案的回顾性审视,发现应急预案的不合理之处并进行修订,进一步完善应急演练的同时对应急预案进行更加符合实际的修改。

通过开展应急演练,我院 PIVAS 工作人员在应急反应上有了极大提升,在这个过程中收获很多,对 PIVAS 规范化的应急系统建立起到了推进作用。

(1)通过应急演练,可在突发事件发生前发现应急预案及相关制度的不足并进行整改。应急演练作为检验应急预案合理性和可操作性的一种有效方式,对于制订应急预案具有重要意义。

(2)通过应急演练,可以预先设计突发事件所需的人员、物资等。在发生突发事件前预先准备相应人员和物资,一旦遇到突发事件便能及时处理,不会因准备不充分而耽误时机。

(3)应急过程通常需要多个部门共同参与,通过应急演练可以加强与其他部门之间的有效沟通,真正在突发状况下能各部门通力协作,共同应对。

(4)应急演练本身就是一种培训方式,通过寓教于练,便得应急人员的熟练程度和技术水平得到提升,熟知自身岗位职责,并在演练中不断改进、不断提高整体素质。

(5)各种应急演练,增强了 PIVAS 应对重大公共卫生事件的信心,也增强了大众对于医院组织应对突发事件的信心。

(周丽　许倩倩　吕良昭)

第三节　应急演练案例分享

在我院 PIVAS 应急案例中,危害药品溢出应急预案从制订到演练落实均具有典型性,本节就以危害药品溢出应急预案为例,具体阐述 PIVAS 在提高人员应急能力方面的成效。

一、应急预案的制订

目前我院危害药品均集中于 PIVAS 混合调配,尽管已采取一切措施避免危害药品的溢出,但是还是不能杜绝危害药品溢出的发生。危害药品溢出所带来的伤害较大,一旦发生溢出应该及时处理,避免污染范围进一步扩大,进一步减少对环境内工作人员的伤害,因而制订详尽和可操作的应急预案显得尤为必要。PIVAS前期查询和借鉴相关资料,根据部门特点制订了本部门的危害药品溢出应急预案,同时将此预案报药学部和医院同时备案编号,作为科级文件在全院发布。本应急预案前前后后也经历了多次修改,一旦在演练或者实际操作中发现了问题就立刻进行相应的改进,同时对应急预案进行修订,使应急预案更符合实际,操作性更强。

二、应急演练脚本制订

脚本的制订是为了将个人职责明确化,同时也为应急演练的顺利开展做准备。

1.应急预案名称　危害药品溢出应急预案。

2.演练时间　2017年2月24日。

3.演练地点　PIVAS摆药间。

4.演练参与人员及职责　成立药学部危害药品溢出应急小组及相关人员。具体分工及职责如下:

①总指挥:PIVAS主任。负责现场总体指挥工作。

②物资准备人员:员工A、B。负责准备演练现场物品,确保相关器械保持运行状态。

③主演人员:员工C、D、E、F。员工C负责模拟药品溢出过程,员工D负责溢出地点标记及疏散相关人员,员工E负责溢出处理及废物处理过程,员工F负责后续表格记录、上报。

④参演人员:现场人员,溢出发生后有序撤离。

⑤影像记录人员:员工G、H。一人负责现场拍照记录,一人负责摄像记录。

⑥记录人员:员工K。负责观察演练进程并予以记录,形成报告。

⑦评价人员:应急预案演练后进行现场评价。

⑧观摩人员:观摩人员来自各部门。

5.演练目的　检验、评价PIVAS与相关人员应对危害药品溢出事件的应急能力及处理效果。

6.演练作用

①在危害药品溢出事件真正发生前暴露预案和流程的缺陷。

②发现应急预案准备资源的不足(人力和物品等)。

③加强各相关部门及人员之间的沟通与协调。

④增强相关人员应对危害药品溢出事件的处理信心。

⑤提高相关人员应对危害药品溢出事件的熟练程度和技术水平,进一步明确自身岗位与职责。

7.演练类型　现场演练。

8.演练主要内容　PIVAS发生危害药品溢出事件时,现场人员在总指挥指导下,明确分工,各司其职,开展针对溢出危害药品的处理工作。

9.演练前准备

①已制订危害药品溢出应急预案,组织科室人员进行学习,掌握发生危害药品溢出事件的处理步骤。

②物品准备:模拟危害药品(粉针、安瓿各一支)。防护服、N95口罩、护目镜、一次性帽子、一次性乳胶手套、胶鞋或鞋套、橡胶手套、利器盒、一次性镊子或铲子、含氯消毒液、清

水、吸水介质、医疗废物包装袋、警示牌、75％乙醇、创可贴、一次性封条扎带等。疏散标记指示牌。

③确定 PIVAS 主任指挥演练，准备人员负责布置现场。

④以记录人员为主组成资料组拍摄图片、进行摄像，做好资料搜集和整理（准备照相机、摄像机）。

⑤应急演练前召开相关参演人员会议，明确各自工作职责内容，参演人员注意事项，演练程序及具体演练内容。

10. 演练主要步骤

演练内容一：危害药品溢出。

①员工 C 于摆药区摆药时不慎打碎一支危害药品。

②员工 C 立即告知员工 D 发生溢出事件并寻求帮助，员工 C 用湿布覆盖在粉状药物之上（或用吸水介质覆盖在溢出的液体药物之上），防止药物扩散。

③员工 C 撤离现场，如皮肤或衣服直接接触到药物，必须立即脱去被污染的衣服并用肥皂和清水清洗被污染的皮肤。

④员工 D 将溢出地点进行标记并放置警示牌圈定范围，然后迅速组织现场人员有序撤离，并通知员工 E 准备对溢出地点进行处理。

⑤员工 E 穿戴好个人防护用品，包括防护服，胶鞋（最好是长靴或套鞋）、一次性帽子、N95 口罩、一次性乳胶手套（两层）、橡胶手套、护目镜。

⑥员工 E 先处理已吸附溢出物的湿布，再用镊子将玻璃碎片收集后一起放入利器盒中。

⑦接着员工 E 用吸水介质依次用清水、清洁剂、含氯消毒液，由外向内擦拭溢出位置直至清洁，将丢弃的吸水介质放置于医疗废物包装袋中。

⑧员工 E 将所有被溢出危害药品污染的物品，用于清洁危害药品溢出的用具、利器盒，清除溢出物的人员的个人防护用品等均放置于双层医疗废物包装袋中，并标注"危害药品废物"警示标记，放置于医疗废物暂存处，由医院统一销毁。

⑨员工 F 填写"危害药品溢出登记"，及时通过医院内网上报不良事件。员工 F 负责 1 天内转移危害药品废物并填写"医疗废弃物转移交接本"。

11. 演练过程的现场评价　演练结束后，评价人员现场对演练中发现的问题、不足及取得的成效进行口头点评。

12. 演练结果的总结评价　演练结束后，根据演练的实际情况、演练记录进行总结，说明在演练过程中发现的问题，持续完善应急预案。

三、应急演练开展

根据制订的演练方案，将相关准备工作完成后即可正式开展应急演练。初次演练时存在很多不配合和不严谨的问题，科室内部先进行调整和改正，之后邀请其他部门和科室的同事进行观看，根据他人意见进一步改进。在一次次的演练改进后，将其拍摄为教学视频，可用于新员工入职培训、职工业务学习等，也可作为最直观的培训资料供其他部门和兄弟医院学习。

（周丽　张晓敏　郑颖　何璐）

第四节　应急演练教学视频制作与分享

新员工上岗培训时，由于带教老师不同，无法使新员工在操作方面做到完全同质性。对于应急预案，停留在文字和演练记录层面，也无法使员工直观掌握具体操作步骤。为了提供培训素材和保证培训结果的同质性，我们对PIVAS关键操作流程和主要应急预案进行梳理、编写脚本，并拍摄了相关教学视频。

PIVAS先后拍摄了"危害药品规范化调配操作""危害药品溢出处理操作流程""停电、药品冷藏柜故障、信息故障应急预案""双向精密配液泵规范化操作""规范化穿脱防护用品""PIVAS消防安全应急预案""新生儿和普通肠外营养液规范化调配操作"等教学视频，整个拍摄经历了对相关制度的修订、脚本编写、演出拍摄、后期剪辑等流程，拍摄内容逐步改进。每一段视频都是经过反复推敲改进，期望能以最全面和最直观的效果作为教学视频学习资料。

例如"危害药品溢出处理操作流程"的教学视频整理过程，我们在原PIVAS拍摄过一版危害药品溢出处理教学视频。在2018年搬迁新址后，PIVAS又根据新的环境和标准重新组织拍摄了新版，新版对场景、内容及剪辑都做了极大改进，相关内容更加符合国际化标准且更具有实践操作可行性。之后我们根据医疗机构静脉用细胞毒性药物调配质量管理培训班的学习内容，重新更新了危害药品溢出处理教学视频。2021年12月，国家卫生健康委员会印发《静脉用药调配中心建设与管理指南（试行）》，我们对照其中危害药品溢出的相关要求对视频进行了更新与改进。

至今为止，危害药品溢出处理操作流程视频已经更新了六个版本。

（董彦希）

参考文献

[1] 张德.现代管理学[M].北京:清华大学出版社,2007.

[2] 陈解语.PDCA 循环在合理使用抗菌药物管理中的应用[J].中华医院感染学杂志, 2007,17(1):75-77.

[3] 毕玉田,蔺武军,程晓斌.戴明循环在医院医疗投诉管控中的应用[J].中华医院管理杂志,2011,27(2):115-117.

[4] 刘荣.PDCA 循环在降低静脉用药调配中心差错中的应用[J].药学服务与研究, 2013,13(6):429-432.

[5] 朱建辉.PDCA 循环法在静脉药物配置中心管理中的运用[J].中国医药指南,2013, 11(9):758-759.

[6] 张东肃,张征,刘丽宏.我院静脉用药调配中心管理实践与展望[J].中国医药导报, 2014,11(32):155-159.

[7] 赵广富,杨辉,刘玲玲,等.从本院实施静脉药物配置服务看现代医院药学服务模式的转变[J].今日药学,2010,20(5):59-60.

[8] 廖莉,周红萍,严俊.PDCA 循环法在降低医院药库账物不符率中的成效分析[J].浙江医学教育,2014,13(5):21-23.

[9] 郭秋实,单鸿丹,刘超群,等.品管圈在降低自动化药房库存差错率中的应用[J].中国药房,2015,26(19):2680-2683.

[10] 薛文峰,张厚儒.新建 PIVAS 对于现代医院的重要意义[J].中国卫生产业,2017,14(17):108-110.

[11] 冷萍,李静,刘晓英,等.精细化管理对静脉用药调配中心医院感染防控的效果[J].中国感染控制杂志,2018,17(4):347-350.

[12] 王国权,范静,翟红岩,等.静脉输液与医院感染及预防措施[J].中华医院感染学杂志,2007,17(9):1126-1127.

[13] 丁国英,王兆凯,李萍.加强医疗废物处置的环节管理[J].中华医院感染学杂志, 2005,15(8):930-931.

[14] 王明辉,张艳华,赵明月.我院静脉药物调配工作持续改进的实践与体会[J].中国药房,2015,26(4):512-514.

[15] 冯虹,汤金铃,林爱秀.探讨细节管理模式在静脉用药集中调配中心感染管理的应用[J].海峡药学,2020,32(9):231-233.

[16] 朱文靖,邱季.我院静脉用药调配中心细节化控制对提高调配安全性的作用[J].实

用药物与临床,2017,20(11):1347-1350.

[17] 涂颖秋,盛向远,辜思思,等.基于 HIMSS 6 级创建的 PIVAS 用药闭环管理模式[J].现代医院,2017,17(11):1631-1633.

[18] 徐嵘,霍炎,杨全军,等.基于 HIMSS 理念构建新型 PIVAS 药品闭环管理流程[J].药学服务与研究,2019,19(1):63-66.

[19] 尚清,连玉菲,任炳楠,等.静脉用药调配中心配置安全信息体系的构建及分析评价[J].中国医院药学杂志,2016,36(17):1505.

[20] 李福英,苏霞,池晨,等.基于质量控制的闭环管理在 PIVAS 工作中的应用研究[J].现代医药卫生,2019,35(6):948-950.

[21] 陈霓,叶旭辉,胡和立,等.静脉用药闭环监控信息系统在 PIVAS 与临床中的应用实践[J].全科护理,2019,17(16):2007-2009.

[22] 丁亦凡,金岚,陆晓彤.静脉用药调配中心医嘱审核管理系统的应用及体会[J].儿科药学杂志,2015,21(9):46-48.

[23] 庞震苗,郭水英,楼步青.中国医院静脉药物配置中心服务状况研究[J].保健医学研究与实践,2015,12(1):22-26.

[24] 杨春松,张天一,张伶俐,等.我国静脉用药集中调配中心收费现状的系统评价[J].中国药房,2019,30(17):2414-2418.

[25] 孙艳.新形势下全程化静脉用药调配中心的药学服务[J].医药导报,2017,36(8):843-846.

附　录

附录 A 发 展 历 程

宜昌市第一人民医院(下称我院)自 2005 年引入建设 PIVAS 的理念,并于 2006 年获得医院批准,2007 年在院领导及科室领导的支持下,将 PIVAS 建设提上日程,并派遣参与了整个筹建过程的 PIVAS 主任多次赶赴全国各地的优秀单位进行考察学习。2009 年 11 月,宜昌市第一人民医院静脉用药调配中心在各方面的大力支持和不懈努力下顺利建设完工,初始建筑面积为 430 m²。

随着服务科室的增加、调配量的剧增,为满足各种需求,我院 PIVAS 提出了合理高效的工作模式。我院 PIVAS 在省内率先成立了 PIVAS MATE 临床工作站。信息化的嵌入,让 PIVAS 的工作进一步简化,流程更加规范合理,患者用药安全得到进一步提升。随着医院的发展,临床科室分区更加细微化、专业化,PIVAS 服务的临床科室扩增到了 44 个。2017 年宜昌市第一人民医院顺利通过了三级甲等综合医院复评工作,我院 PIVAS 也于 11 月通过了湖北省卫生和计划生育委员会(现卫生健康委员会)的 PIVAS 现场验收,PIVAS 规范化得到了进一步的提升。有了崭新的大楼,进入了更高的平台,拥有了更先进的设备,就更应切实地保障患者用药安全,提升工作质量。2018 年 11 月宜昌市第一人民医院接受了 HIMSS 6 级专家组评审,作为 HIMSS 6 级管理下用药闭环管理中重要的一环,PIVAS 全体员工严阵以待,以整洁的工作环境、智能化管理的条形码、完整的闭环设计、高效的工作流程,一举通过了严格的 HIMSS 6 级评级,医院的信息化发展又迈上了新的台阶。

随着医院规模的扩大、医院业务范围的扩展,住院患者静脉用药医嘱数量激增,为了满足服务临床的需要,经过为期数月的设计、建设及搬迁工作,我院 PIVAS 于 2018 年 12 月 3 日乔迁新址,新址建筑面积扩大至 1500 m²,并于 2019 年 6 月顺利通过湖北省卫生健康委员会组织的现场评价。新的 PIVAS 拥有了抗生素调配间、危害药品调配间、普通药物及肠外营养液调配间、摆药准备区、成品核对区、药品库房、脱包区、耗材存放区等设置完善、布局合理的功能区。其中抗菌药物调配间配有 8 台 BSC-Ⅱ-A2 生物安全柜,单独设立了危害药品调配间并配备了同型号的生物安全柜 2 台;普通药物及肠外营养液调配间则配备 17 台 SA-1800-1 水平层流洁净工作台;整个调配区可同时容纳多达 54 名专业技术人员在万级洁净环境、局部百级净化工作台内进行静脉药物的无菌调配,保证了静脉用药混合调配的无菌化和安全性。我院 PIVAS 现有药学技术人员 22 名,护理人员 10 名,为临床包括 ICU、EICU、NICU、新生儿科、儿科在内的 44 个病区 1800 张额定床位提供临床药物治疗与合理用药的服务,日均调配量达数千袋。

我院 PIVAS 运行 13 年来,已完善了各项制度,涉及管理制度、人员岗位职责、标准操作规程及应急预案等 60 余项。优化的工作流程及严格的操作规范,做到了运行期间临床零输液反应,起到了保障患者输液安全的作用。同时信息化条形码的应用、电子辅助审方与人工共同审方系统的设立,使我院 PIVAS 实现了全流程信息化覆盖,不合理医嘱数呈逐年下降趋势,不合理医嘱重复出现率基本为零。我院 PIVAS 将 PDCA 管理方法引进日常工作管理,分别在降低差错、提高效率、提高账物相符率、降低药物残留量等十几个方面取得明显成效。在 PIVAS 运行的 13 年里,我院 PIVAS 多次接受了各界同仁的参观学习,仅2020 年就接收了 3 家医院共计 5 人次的学习进修带教工作,并于 2020 年 9 月顺利举办了省级继教项目"PIVAS 建设与质量管理学习班",邀请了省内药学及 PIVAS 方面的多位专家现场授课,为推动省内 PIVAS 的建设与发展起到了积极的作用。我院 PIVAS 主任于2021 年被聘请为中国药师协会静脉用药集中调配工作委员会委员。我院 PIVAS 作为一个医、药、护紧密结合,科研、教学齐头并进的新平台,充分发挥了药师的专业特长,起到了保障患者静脉用药安全,促进全院合理用药的积极作用。

砥砺前行,开拓创新。在接下来的几年里,我院 PIVAS 将在继续维持和完善现有的工作成果的基础上,着力于以下几个方面工作的开展和推进。

一、全面开展药师审方工作

《静脉用药集中调配质量管理规范》明确了药师在审方中的作用和责任,药师要运用药学专业知识和临床知识审核处方用药与临床是否一致,药物间的相互作用及配伍禁忌,对不合理用药采取适当的干预措施,真正发挥药师的审方作用。我院 PIVAS 已经着力于将药师派送至我院临床药学室,进行周期性专业化的培训,使 PIVAS 药师审方能力专业化、规范化,为 PIVAS 全面开展药师审方工作奠定坚实的基础,以此提高静脉药物治疗的合理性、安全性、有效性,有利于提高医院药学发展和药物治疗水平。

二、继续医学教育项目的开展与拓宽

继续医学教育是我国医学教育体系中的重要组成部分,是对进入卫生岗位进行实践的医务人员进行进一步培养的重要措施。开展与拓宽继续医学教育,一方面可以提升我院 PIVAS 团队成员的能力,拓宽知识面,另一方面可以与市、省以及国内的 PIVAS 专家同仁一起交流、学习,助力国内的 PIVAS 建设更快更好地发展。

三、建设新型、规范、专业化的 PIVAS 进修带教培训基地

进修带教培训基地的建设既有利于我院 PIVAS 团队成员专业知识走深走实,持续营造育才用才的良好氛围,提高我院 PIVAS 在省内乃至国内的知名度与影响力,又能帮助更多的医院建设及完善 PIVAS,促进国内 PIVAS 的建设与发展。

随着国家新医改浪潮的推进,国家对 PIVAS 的建设与发展越来越重视,我们相信,在各级领导的带领下,在 PIVAS 团队全体成员的共同努力下,我院的 PIVAS 一定能再创新高。PIVAS 团队合影见下图。

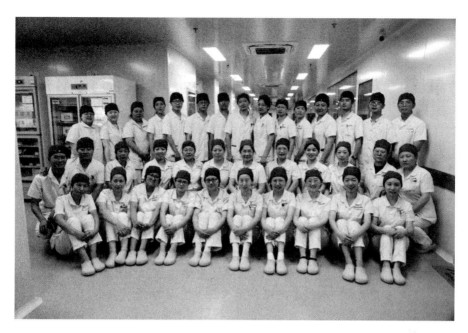

PIVAS 团队合影

（刘　晶）

附录 B　静脉用药集中调配质量监测技术规范

一、洁净环境监测

在按本规范进行日常维护的基础上,应定期通过取样对 PIVAS 洁净区不同洁净级别区域进行空气和物体表面监测,以评估该区域环境质量状况。

(一)空气监测

空气监测是连续测定不同洁净级别区域空气中微生物和尘埃粒子数量,评估空气质量,以保证洁净的环境状况。空气中沉降菌至少每 3 个月检测一次,尘埃粒子至少每年检测一次。

1. 空气中微生物监测

(1)检测方法:主要采用沉降菌检测法。

(2)仪器与材料:培养基、培养皿、恒温培养箱、高压蒸汽灭菌器等。

(3)静态采样法:在操作全部结束、操作人员离开现场后,净化系统开启至少 30 min 后开始采样。

(4)采样点和最少培养基平皿数:在满足最少采样点数目的同时,还应满足最少培养基平皿数,见表 1、表 2。

表 1　最少采样点数目标准

面积/m²	洁净度级别/采样点数目		
	A(100)级	C(10000)级	D(100000)级
<10	2～3	2	2
10～<20	4	2	2
20～<40	8	2	2
40～<100	16	4	2
100～<200	40	10	3

注:对于 A(100)级的单向流洁净间/区,包括 A(100)级洁净工作台,其面积指的是送风覆盖面积;对于 C(10000)级以上的非单向流洁净间/区,其面积指的是房间面积;C(10000)级为二次更衣室。

表 2　最少培养基平皿数

洁净度级别	最少培养皿数(ϕ90 mm)
A(100)级	3
C(10000)级	3
D(100000)级	3

(5)采样点的位置:采样高度为距地面 0.8～1.5 m;三点采用内中外摆放。

（6）培养基平皿摆放：按采样点布置图逐个放置，从里到外打开培养基平皿盖，将平皿盖扣放于平皿旁，使培养基表面暴露在空气中，培养基平皿静态暴露时间为 30 min 以上。

（7）采样次数：通常每个采样点采样一次。

（8）采样结果检测：全部采样结束后，微生物培养、菌落计数与致病菌鉴别等应送至本院检验科完成，并出具检测报告。

（9）检测结果判定：每个检测点的沉降菌平均菌落数，应低于评定标准中的界限，菌落数规定见表 3。若超过评定标准，应重复进行两次采样检测，两次检测结果都合格时，才能评定为符合。

表 3　洁净区沉降菌菌落数规定（静态）

洁净度级别	沉降菌菌落数/皿，放置 0.5 h
A（100）级	≤1
C（10000）级	≤3
D（100000）级	≤10

（10）记录归档：包括检测选用的培养基、培养条件、采样人员、采样时间和检测结果的判定等。

（11）注意事项：

①检测用具应进行灭菌处理，以保证检测结果的准确性。

②采样前应仔细检查每个培养基平皿的质量，如发现变质、破损或污染，应当剔除。

③采样全过程应采取无菌操作，防止人为因素对培养基或培养基平皿的污染。

④应在关键设备或者关键工作活动范围处增加采样点。

⑤布置采样点时，应尽量避开尘埃粒子较集中的回风口。

⑥采样时，测试人员应站在采样点的下风侧，并尽量减少走动。

⑦对单向流洁净台/间，培养基平皿布置在正对气流方向；对非单向流洁净台/间，采样口应当向上。

⑧为排除培养基平皿因质量问题造成假阳性结果，在洁净区采样时，应同时进行对照试验。每次每个区域取 1 个对照培养基平皿，操作方法与采样培养基平皿相同，但不打开培养基平皿盖，然后与采样后的培养基平皿一起放入培养箱内培养，对照培养基平皿应无菌落生长。

2. 空气中尘埃粒子监测

（1）空气中尘埃粒子监测：采用计数浓度法监测洁净区悬浮粒子，即通过测定洁净区内单位体积空气中含大于或等于某粒径的悬浮粒子数，以评定洁净区的洁净度。

（2）仪器：激光尘埃粒子计数器。

（3）采样点数目：对于任何小的洁净间或局部空气洁净区，采样点数目不得少于 2 个，最少采样点数目见表 2。

（4）采样点位置：采样点一般在离地面 0.8 m 高度的水平面上均匀布置；采样点多于 5 个时，也可以在离地面 0.8～1.5 m 高度的区域内分层布置，但每层不少于 5 个点。

（5）采样次数：对于任何小的洁净间或局部空气洁净区，总采样次数不得少于 5 次，每个采样点采样次数可以多于 1 次，且不同采样点的采样次数可以不同。

（6）采样量：不同洁净级别区域，每次最小的空气悬浮粒子采样量见表 4。

表4　洁净区空气悬浮粒子每次最小采样量

粒径/(μm/L)	A(100)级	C(10000)级	D(100000)级
≥0.5 μm	5.66	2.83	2.83
≥5 μm	8.5	8.5	8.5

(7)采样时间:应在操作全部结束,操作人员离开现场,开启净化系统至少30 min后,开始采样。

(8)操作程序:使用测试仪器时,应严格按照说明书操作,并记录结果。

(9)结果评定:

①判定洁净级别时,悬浮粒子数要求:一是每个采样点的平均悬浮粒子浓度应当不大于规定的级别界限;二是全部采样点的悬浮粒子浓度平均值的95%置信上限,应当不大于规定的级别界限。

②洁净区悬浮粒子数要求见表5。

表5　洁净区悬浮粒子数要求

洁净度级别	悬浮粒子最大允许数/(个/立方米)	
	≥0.5 μm	≥5 μm
A(100)级	3500	0
C(10000)级	350000	2000
D(100000)级	3500000	20000

(10)记录归档:包括测试条件、方法、状态以及测试人员、测试时间和测试结果判定等。

(11)注意事项:

①在确认洁净间送风和压差达到要求后,方可进行采样。

②对于单向流洁净间,激光尘埃粒子计数器采样管口应正对气流方向;对于非单向流洁净间,激光尘埃粒子计数器采样管口宜向上。

③布置采样点时,应避开回风口。

④采样时,测试人员应在采样口的下风侧,并尽量减少活动。

⑤采样完毕后,应对激光尘埃粒子计数器进行清洁。

⑥仪器开机、预热至稳定后,方可按说明书的规定对仪器进行校正,检查采样流量和等动力采样头。

⑦采样管口置于采样点采样时,在计数趋于稳定后,开始连续读数。

⑧采样管应干净,防止渗漏。

⑨应按照仪器的检定周期,定期对监测仪器进行检查校正,以保证测试数据的可靠性。

(二)物体表面监测

为控制污染风险,评估洁净区物品洁净度质量状况,应每3个月对水平层流洁净工作台、生物安全柜等物体表面进行一次微生物检测。

1.仪器与材料　培养基、培养皿、恒温培养箱、高压蒸汽灭菌器等。

2.采样时间　一般采用静态检测,在当日工作结束,清洁消毒后进行。

3. 采样方法

(1)擦拭采样法:用于平整规则的物体表面,洁净工作台采样可用 5 cm×5 cm 的标准灭菌规格模具板,放置于被检测物体表面,每一洁净工作台台面设置 5 个采样点。

(2)拭子采样法:用于不规则物体表面,如门把手等。采用棉拭子直接涂擦采样,采样面积≥100 cm²,设置 4 个采样点,用一支浸有无菌洗脱液的棉拭子,在规格板内横竖往返均匀涂擦各 5 次,并随之旋转棉拭子,剪去手接触部位后,将棉拭子投入 10 mL 含无菌洗脱液试管内,立即送检验科检测判定。

(3)压印采样法:亦称接触碟法,用于平整规则的物体表面采样,如生物安全柜、水平层流洁净工作台、推车、墙面等表面以及地面、橡胶手套和洁净服表面等,采样时打开平皿盖,使培养基表面与采样面直接接触,并均匀按压接触平皿底板,确保其均匀充分接触,接触约 5 秒后,再盖上平皿盖,立即送检验科检测判定。

4. 细菌培养 完成采样后的培养基平皿送本院检验科进行细菌培养,出具检测报告。

5. 结果判定 擦拭采样法或拭子采样法细菌总数≤5 CFU/cm²,未检出致病菌者为合格;压印采样法,即接触碟法,菌落数限定值见表 6。

表 6　菌落数限定值(静态)

洁净度级别	设施表面 /(CFU/碟)	地面 /(CFU/碟)	手套表面 /(CFU/碟)	洁净服表面 /(CFU/碟)
A(100)级	≤3	≤3	≤3	≤5
C(10000)级	≤5	≤10	≤10	≤20

注:菌落形成单位指单位体积中的细菌菌落总数。在活菌培养计数时,由单个个体或聚集成团的多个菌体在固体培养基上繁殖所形成的菌落。

6. 记录归档 包括检测条件、方法、测试人员、测试时间和检测报告等。

7. 注意事项

(1)采集样本应当有足够的数量,且具有代表性。如洁净区可选择操作台、门把手等具有代表性的采样点。

(2)采样时,棉拭子应处于湿润饱和状态,多余的采样液可在采样管壁上挤压去除,禁止使用干棉拭子采样。

(3)接触碟法采样后,应立即用 75% 乙醇擦拭被采样表面,以除去残留琼脂。

(4)检测结果超过警戒限定值时,应分析原因,并进行微生物鉴定,调整清洁消毒方法,重新进行清洁消毒,然后再次进行取样检测。

二、手监测

手监测主要是手卫生监测和手套指尖监测。

1. 方法 同物体表面监测。

2. 结果判定 检测细菌菌落总数≤10 CFU/cm² 则为合格。

3. 注意事项

①取样前,禁止接触 75% 乙醇等消毒剂,否则会造成假阴性结果。

②压印采样法,调配人员需双手或手套 10 个指尖都接触琼脂接触碟,并在琼脂接触碟上留下轻微印痕,取样结束后,应当清洁双手或废弃手套。

③检测结果超出限定值,则应分析不合格原因,检查双手消毒、穿衣程序、手套和表面消毒等是否规范、正确。

三、设施、仪器设备检测与维护

应当按规范切实加强日常管理工作,执行落实设施、仪器设备维护保养制度,做好日常维护保养工作。

（一）洁净区仪器设备检测与维护

(1)检测仪器应每年进行一次校正。

(2)洁净区应每日至少进行一次整体的常规性巡视检查,以确认各种仪器设施与设备处于正常工作状态。

(3)水平层流洁净工作台和生物安全柜应每年进行一次各项参数的检测,并根据检测结果进行维护和调整。

(4)应定期检查水平层流洁净工作台预过滤器的无纺布滤材,并进行清洁消毒或更换。

(5)水平层流洁净工作台高效空气过滤器应定期检测。生物安全柜下降风速偏离正常值范围或菌落数监测指标结果不达标时,应及时更换高效空气过滤器,并请具有此专业资质的企业协助完成,更换后再次进行检测,合格后方可使用。

（二）空气处理机组检测与维护

(1)空气处理机组、新风机组应依据周围环境和当地空气质量状况制订定期检查制度。

(2)新风机组风口滤网应每个月清洁一至三次。

(3)初效过滤器一般应每个月清洁检查一次、2～4个月更换一次,如发现污染和堵塞应及时更换。

(4)中效过滤器一般应每2个月清洁检查一次、3～6个月更换一次,如发现污染和堵塞应及时更换。

(5)末端高效过滤器应每年检查一次,使用2～3年应更换,高效过滤器更换后应及时对洁净区进行洁净度检测,合格后方可投入运行使用。

(6)定期检查回风口过滤网,每日擦拭回风口,每周清洁一次,每年更换一次,如遇特殊污染,应及时检查更换,并用消毒剂擦拭回风口内表面。

四、成品输液质量监测

(1)规范混合调配操作,详见本书第二篇第一章相关内容。

(2)开展成品输液稳定性、无菌检查等研究,为临床提供用药安全数据。

五、工作记录与追溯

严格执行落实文档管理制度,做好文档管理与各项工作记录。对全体工作人员进行相关技术规范、规章制度、文档管理与工作记录等知识培训,明确各岗位职责和任务,确保每道工序与成品输液质量的可追溯性。

（一）工作记录的设置要求

（1）工作记录封面应有文件名称、编号、科室名称、日期，同类工作记录封面应相同。

（2）与本规范有关的各项工作、操作流程各个环节都应有相关记录，可以电子信息记录或以相关表格记录，以保证质量控制和工作量，并确保可追溯性。

（3）应备有外部相关科室和患者意见的信息记录。

（二）工作记录填写要求

（1）工作记录书写应及时、完整、准确，数值有效位数的保留应当与标准相符，不得提前填写、事后补记或臆造。

（2）不得撕毁或涂改工作记录，如发生书写错误，应在错误处画一横线，更正后签名，注明更改日期，并确保错误部分清晰可辨。

（3）工作记录表内容应书写齐全，不得留有空格，无填写内容时，在空格中写"无"，书写内容与前一项相同时，不得用省略符号或"同上"表示，书写名称和时间应规范，不得简写。

（4）对发生操作失误、数据偏差或其他异常情况的，应在"备注"或"异常情况"栏内说明真实情况。

（三）工作记录的检查与整理归档

（1）PIVAS质量检查员应每天监督检查工作记录书写情况，对记录中存在的异常、错误，应及时指出并督促更正。

（2）工作记录审核完成后，由专人整理登记并妥善保管。如需要查阅时，应经PIVAS主任同意。

（3）工作记录应按周、月、季、年集中连续性分类整理归档，以确保查询追溯。

（4）对采用电子信息保存的工作记录，应采用硬盘或其他存储方法进行备份，并应设置有电子信息归档后不得再进行修改的安全保障功能，以确保工作记录的安全性。

（5）用药医嘱单保存，应按照《处方管理办法》第五十条规定执行，应有专人负责保存、销毁或删除，并有专人监销，书写销毁、删除记录。

（6）PIVAS主任应定期召开质量评估会，记录、总结、优化或改进不足，建立持续质量改进措施。

彩　　图

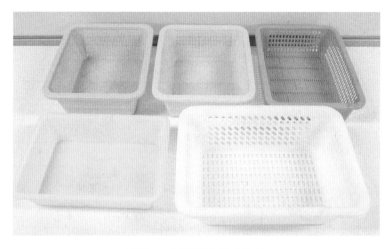

彩图 1　不同颜色摆药筐①

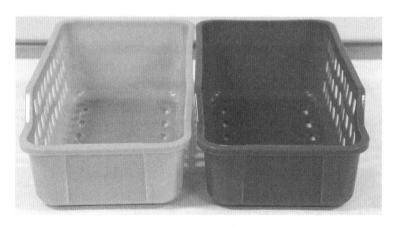

彩图 2　不同颜色摆药筐②

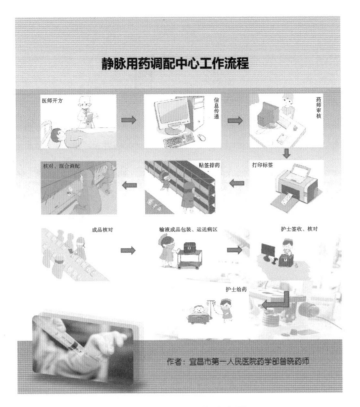

彩图3　PIVAS工作流程图

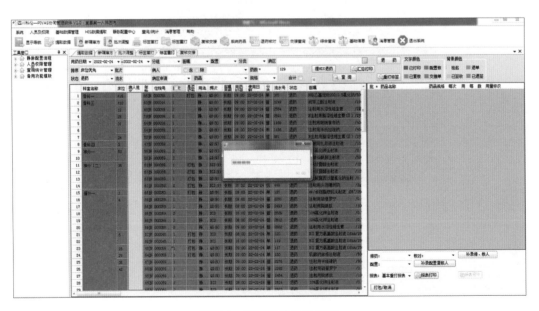

彩图4　药品退药操作界面